心脏

你好，

惠大夫
讲心脏健康

惠慧 ◎ 著

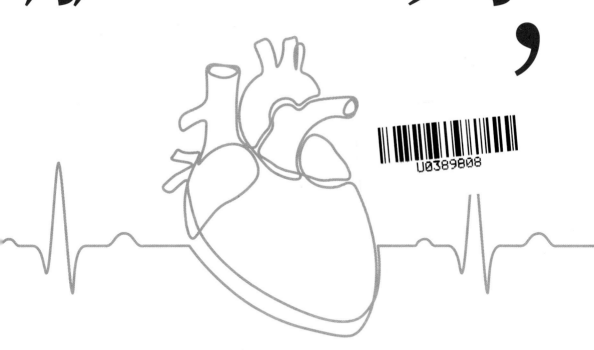

U0389808

化学工业出版社

·北京·

内 容 简 介

胸口隐隐作痛，是不是心脏出问题了？心梗、AED急救、心绞痛、室上速……心脏病早已不是老年人的专属了，它正在悄悄地向年轻人逼近！

有些心脏病爱搞突袭，短时间内就可威胁我们的生命；有些心脏病则爱缓缓入侵，多年困扰着我们的生活。当真的患上心脏病后，我们该怎么办？硝酸甘油、阿司匹林是万能的吗？心脏支架能救我们吗？需要终身服药吗？心电图、心脏彩超、冠脉CT、造影术……各种各样的检查，到底该不该做？

《你好，心脏——惠大夫讲心脏健康》用轻松易懂的语言，为您解答关于心脏病的困惑。本书分为4个章节，不但介绍了冠心病的相关知识，还从冠心病、心脏的两大杀手——高血压和高血脂入手，兼顾介绍了其他类型的心脏病，囊括了病因、预防方法、治疗手段和生活管理等内容，配合真实的病例讲解，为您讲全、讲透心脏病。

图书在版编目（CIP）数据

你好，心脏：惠大夫讲心脏健康 / 惠慧著. —北京：化学工业出版社，2022.4
ISBN 978-7-122-40617-0

Ⅰ.①你…　Ⅱ.①惠…　Ⅲ.①心脏病－防治　Ⅳ.①R541

中国版本图书馆CIP数据核字（2022）第016665号

责任编辑：丰　华　王　雪　　　　　　　　装帧设计：史利平
责任校对：刘曦阳

出版发行：化学工业出版社（北京市东城区青年湖南街13号　邮政编码100011）
印　　装：中煤（北京）印务有限公司
710mm×1000mm　1/16　印张15¼　字数450千字　2022年7月北京第1版第1次印刷

购书咨询：010-64518888　　　　　　　　售后服务：010-64518899
网　　址：http://www.cip.com.cn
凡购买本书，如有缺损质量问题，本社销售中心负责调换。

定　　价：78.00元

健康，是一项看不见的竞争力。

大家好，我是心脏。在你还未出生时，我就已经在你的身体中咚咚咚地跳个不停了。我会陪伴你一生，与你同生共死。当然，这个"生"远不止出生，而是在你扎根于母亲腹中的 7 ~ 14 天左右就开始了。在以后的日子里，我见证了你人生中的每一个时刻，无论是你在为考试奋笔疾书时，还是在为冲业绩加班熬夜时，抑或是沉浸在广场舞的音乐里时，我都以稳定的节奏跳动着。有些时候我会努力地跳快一些，让血液更快地循环，有些时候我会跳慢一些，这样不用太过疲惫。但是无论何时，我都会尽心尽力地跳动，维持着适当的节奏，这是我一生的工作，更是我努力坚守的底线。

我的个头不大，和你的拳头差不多，但是我很强壮，全身都是肌肉，会把血液输送至全身，维持身体各部位对血液的需求，这是我的使命。当然，我也有一位守护者——冠状动脉，他几乎包裹住我整个身体，负责为我提供新鲜的血液。

但是，我的生活并不平静，因为我有个非常可怕的天敌——动脉粥样硬化斑块。你千万不要被他的名字唬住，以为他只是一个微不足道的小斑点，事实上，他对身体的危害是致命的。当包裹着我的冠状动脉被斑块堵死时，由于供应的血液一下被阻断，我会瞬间受到重伤，进而危及你的生命——这就是急性心肌梗死。如果冠状动脉只是被斑块占了道，造成血液流动不畅通，我则会持续遭受轻伤，不会立刻要命——这就是心绞痛。除此之外，可怕的斑块还有两个帮凶——高血压和高血脂，在他们的"帮助"下，斑块简直如虎添翼，迅速扩大自己的数量与地盘。

而你，也许正在不知不觉地帮助高血压和高血脂这两个坏家伙。吸烟、喝酒、熬夜、工作压力大、吃高盐高脂的食物……这些不良的生活习惯正逐步影响着我的健康，更威胁着你的生命。我知道，公司对业绩逼得紧，你为了更好地发展不得不加班加点；忙碌了一天，终于有自己的时间了，晚上躺在床上刷剧真的很带劲；经过美拉德反应的油炸食物吃起来是真的香，你也很难抵住诱惑……

但是，我希望你可以好好对待我、爱我。因为健康可以帮助你以更佳的状态投入到工作与生活中，它是一项看不见的竞争力。虽然健康无法像英语口语能力、文案写作能力、谈判技巧这些为你带来物质的转换，可无论你想做什么，健康都在默默地支持你，它是帮你稳住一切的根基。

所以，我想把这本《你好，心脏——惠大夫讲心脏健康》推荐给你。在这本书里，把我可能会生的病，为什么会生病，有哪些症状，如何预防，有哪些治疗手段，需要吃什么样的药，如何科学吃药，以及在生活中的注意事项都讲得很透彻，还很容易理解。此外，书中还重点揭发了威胁我健康的两大杀手——高血压和高血脂，希望你可以好好阅读，照顾好我，更照顾好你自己。

我猜，正在读这本书的人，年纪在五十上下了，大多已经罹患心脏病，但我希望越来越多的年轻人可以阅读这本书，尽早关注到我——心脏的健康问题，为自己的身体健康做储备，不要透支健康，让自己的工作与生活方式也做到可持续发展。

目 录

第二章 心脏的头号天敌——高血压 /105

第一章

冠心病

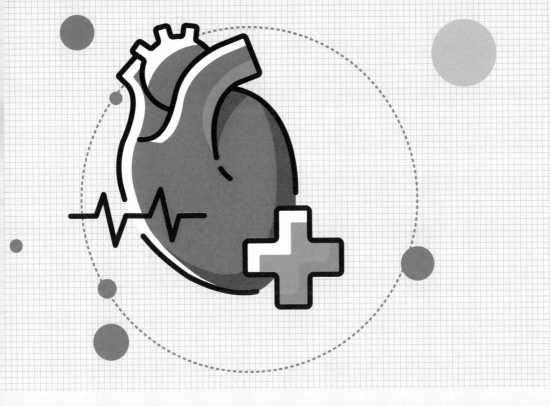

第一节　怎么就得了冠心病？
——冠心病的概念和病因

一、心脏上的王冠——冠状动脉

血管是血液流动的管道。整个血管系统由动脉、静脉和毛细血管组成。其中，动脉血含有大量氧气，主要负责给各大器官供血、供氧。

动脉血管的命名与其相应供血区域的解剖名称有关。比如：负责给大脑供血的动脉叫大脑动脉，负责给脾脏供血的叫脾动脉，负责给肾脏供血的叫肾动脉。但负责给心脏供血的动脉可不叫"心脏动脉"，而叫冠状动脉，这是为什么呢？

其实，这与心脏处动脉血管的外形有关。冠状动脉始于主动脉根部，分左右两支，分布于心脏表面。从外观上看，心脏的外形如同一个倒置的、前后略扁的圆锥体，而位于顶部几乎环绕了心脏一周的动脉血管形似一顶王冠，故谓之冠状动脉（见图1-1）。

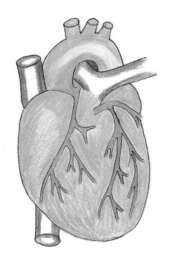

图 1-1　冠状动脉

冠状动脉分为两大主支，即右冠状动脉和左冠状动脉。它们分工明确：右冠状动脉主要负责右侧心肌（右心房和右心室）的血液供应；左冠状动脉主要负责左侧心肌（左心房和左心室）的血液供应。冠状动脉系统从主支到分支，再到末梢的毛细血管，尤似一棵枝叶茂盛的大树，从粗到细，均匀变化。

我们经常听到的冠心病，便是由于冠状动脉发生狭窄或闭塞而导致心肌缺血的一类心脏病。通过冠状动脉血管造影检查，便可将其准确地展现出来，包括管径的粗细、狭窄程度等。该检查也被誉为诊断冠心病的"金标准"。

知识补充：什么是冠状动脉心肌桥？

通常情况下，冠状动脉分布在心脏表面的心外膜组织中。但是，有些人的冠状动脉会有部分节段穿行于心肌内，经过一段距离后又恢复到心外膜的位置。从外观上看，穿行在心肌内的血管形似一座桥，而这段覆盖在冠状动脉上的心肌就叫作心肌桥（见图1-2）。

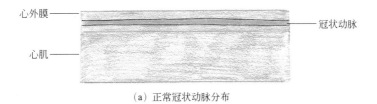

心外膜 —— 冠状动脉

心肌 ——

（a）正常冠状动脉分布

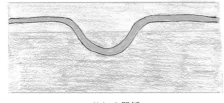

（b）心肌桥

图1-2 正常冠状动脉分布与心肌桥

最早关于心肌桥的文献记载出现在1737年。学者解释说，心肌桥是一种先天性的解剖学变异，其原因可能是心脏在胚胎发育过程中，原始小梁动脉网未能外化，以致部分血管节段被心肌覆盖。

看到这里，有人可能会臆断地认为，心肌桥既然是先天性的解剖学变异，那么其发生率必然不会很高。可事实却恰恰相反，心肌桥并非是一种罕见的现象，有数据统计，心肌桥的总体发生率约为 50%。

多数心肌桥不会导致身体出现明显的不适症状，只有少数可能导致心肌缺血。其主要原因是，心肌收缩时产生的挤压力会导致冠状动脉管腔发生周期性狭窄，继而出现心肌供血不足的问题。此时，需要采取积极的治疗措施，包括口服药物、外科手术等。

诊断心肌桥并不难，通过冠状动脉增强 CT 或冠状动脉造影术便可确定心肌桥是否存在。

二、血管被堵了——冠心病

冠心病，是冠状动脉粥样硬化性心脏病的简称。顾名思义，这是因为供应心脏血液的冠状动脉发生了粥样硬化性病变，进而导致心肌缺血、缺氧的一种心脏病。按其临床表现，可简单分为心绞痛和急性心肌梗死两大类。

我们可用灌溉农田的引流储水池作例，来简单类比和解释冠心病的发病原理。

试想一下：能否充分灌溉农田，取决于两大主要因素，即储水池中是否备有充足的水源，以及引流管道是否通畅。即便是在水源充足的前提下，如果引流管道发生阻塞，也必将影响农田灌溉。类比于心脏：储水池即为动脉血液，农田即为心肌，而引流管道则为心脏的冠状动脉（见图 1-3）。

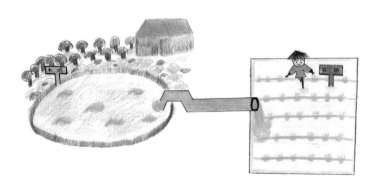

图 1-3 农田灌溉类比于正常的心肌供血

冠状动脉内形成的粥样硬化斑块，是导致心肌供血不足的主要元凶之一。如果斑块体积较小，冠状动脉管腔只发生轻度狭窄，那么心肌供血不会受到明显的影响，患者亦不会出现明显的症状。然而，随着病情的进展，斑块的体积在逐渐增大，当冠状动脉管腔的狭窄程度达到 50%～70% 时，就是重度狭窄了，这时很可能会发生心肌缺血（见图 1-4）。

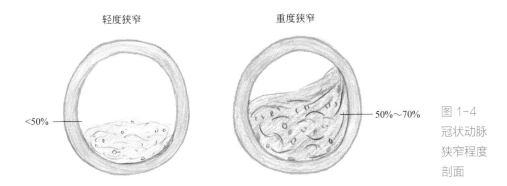

轻度狭窄　　　　重度狭窄

<50%　　　　　　　　　　　　　50%～70%

图 1-4
冠状动脉
狭窄程度
剖面

比如说，当人在剧烈运动、过度劳累或情绪激动时，心脏需要更多的血液供应，然而，冠状动脉却因粥样硬化斑块的存在而无法提供足够的血液，便会出现心肌缺血的临床症状，该过程称为心绞痛。

如果冠状动脉内的粥样硬化斑块突然破裂，则会形成急性血栓，并将冠状动脉完全阻塞，局部心肌细胞由于供血中断而发生缺血、坏死，该过程称为急性心肌梗死。正如上述类比：如果农田的引流管道完全闭塞，农作物则会因为缺水最终干枯而亡。只不过农作物枯死需要一段时间，而急性心肌梗死则来得迅猛、危险。

有些朋友当听到冠心病、心肌缺血、心绞痛、心肌梗死这些专业名词时，会一头雾水，它们之间究竟有什么关系呢？

其实很简单。如上所述，农田缺水相当于心肌缺血；引流管道狭窄或闭塞，就相当于冠心病；而心绞痛和心肌梗死则是心肌缺血的症状表现和结果。换言之，如果心肌短暂缺血，出现的症状就是心绞痛；如果长时间缺血而造成心肌坏死，便是心肌梗死了。

三、农田缺水，心肌缺血——心绞痛

现代医学把心绞痛列为一种临床综合征，并非单指疼痛的位置或性质。从科普的角度来说，倒是完全可以把心绞痛描述成心肌缺血的疼痛症状，这样理解起来会更容易一些。

正如前文提及的灌溉农田的引流储水池，当引流管道发生部分阻塞时，农作物会因缺乏充足的水分而生长延缓，甚至干枯，但未到枯死的地步。在冠状动脉内，引发严重狭窄的原因在于粥样硬化斑块，因为它的存在，让心肌得不到充分的血液供应而发生心肌缺血，即发生心绞痛（见图1-5）。

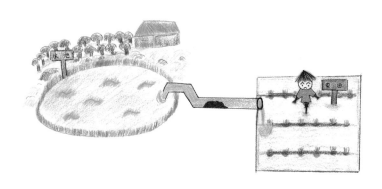

图 1-5　心肌供血不足示意图

人之所以在心肌缺血时会出现胸痛的症状，是因为在缺血、缺氧的情况下，心肌内会积聚过多的代谢产物，如乳酸、丙酮酸、磷酸等酸性或多肽类物质，它们会刺激心脏内的自主神经，再把信号传到大脑，产生疼痛的感觉。也有人认为，在心肌缺血的区域，冠状动脉可能发生了异常牵拉或收缩，因此直接产生了疼痛的感觉。

当然，胸痛的感受因人而异，有的人会有心脏区域的闷压感，有的人描述为食管后有"火辣辣"的痛感等。另外，心绞痛的部位并非在人们所理解的"心角"，有的疼痛发生在心脏附近区域，有的在咽喉部，有的甚至在牙齿附近。

四、庄稼旱死，心肌坏死——急性心肌梗死

随着解剖学和医学技术的飞速发展，医学家们逐渐解开了谜团。冠状动脉内的粥样硬化斑块突然破裂，形成急性血栓，致使心肌供血中断，局部心肌由于缺血、缺氧而坏死，这个过程就是急性心肌梗死（见图1-6）。

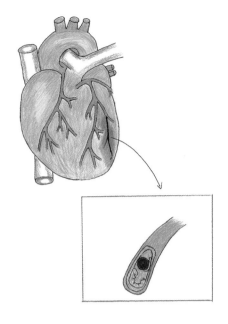

图 1-6　急性心肌梗死

　　理解急性心肌梗死并不难。再以上文提及的储水池灌溉农田为例，如果农田的引流管道突然由于某种原因完全阻塞，水流将无法灌溉农田，那农作物势必会枯萎而死。急性心肌梗死发作之后，局部心肌由于坏死而失去有效的收缩-舒张功能，进而可能会发生一系列的症状，包括心绞痛、心力衰竭、心律失常等，严重的可能会导致猝死。

　　"时间就是生命，时间就是心肌。"罹患急性心肌梗死，越快救治，效果越好，在最短的时间内疏通闭塞的冠状动脉，是解除症状、改善预后的关键所在。

五、冠心病的元凶——动脉粥样硬化斑块

　　随着人类文明的进步，诸如天花、麻风之类的疾病早已消散无踪，但有一种疾病却悄然显现出来，它就是冠心病。发表在 2013 年《柳叶刀》杂志上的一篇文章称，美国科学家用 CT 扫描仪分析了 137 具已有 4000 余年历史的木乃伊的动脉血管成分，结果在 47 具木乃伊上发现了动脉粥样硬化的证据，这项研究也间接证明了冠心病不单单是现代病，其历史至少能追溯到 4000 年之前了。

1. 冠心病到底是因何而生的呢?

在"血管被堵了——冠心病"一文中反复强调了一个重要的医学名词——动脉粥样硬化斑块。正因在冠状动脉内生成了粥样硬化斑块,才导致了冠心病。换言之,粥样硬化斑块才是人类罹患冠心病的元凶。

2. 粥样硬化斑块是怎样形成的呢?

目前,多数医学家较为推崇的是"内皮损伤反应学说"。该学说将粥样硬化斑块的发生、发展大致分为三个步骤。

第一步: 血管保护屏障——内皮细胞受损

血管壁主要由三层结构组成: 最内侧的内皮细胞层(内膜层)、中间的中膜层、最外侧的外膜层(见图 1-7)。其中,主要由内皮细胞组成的内膜层是保护血管的头号功臣,它犹如一套安保系统,形成一层保护屏障覆盖在血管内壁上,阻止血液中的"坏胆固醇"损伤血管壁。这个"坏胆固醇"便是低密度脂蛋白胆固醇(LDL-C)。

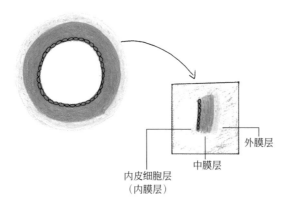

内皮细胞层
(内膜层)　中膜层　外膜层

图 1-7　血管壁的结构

LDL-C 是形成动脉粥样硬化斑块的基本原料,如同建造高楼大厦所用的水泥和砂石,如果没有低密度脂蛋白胆固醇,就没有动脉粥样硬化斑块。在血液流动的过程中,LDL-C 伺机而动,随时准备入侵至血管壁内,这也是形成动脉粥样硬化斑块的初始步骤。

正常情况下,血管壁的保护屏障——内皮细胞紧密排列着,时刻预防LDL-C 的入侵。遗憾的是,这套安保系统并非坚不可摧,某些心血管疾病的致病因子,比如高血压、高血糖、吸烟、肥胖等危险因素,都能破坏这层保护屏障。内皮细胞层的功能一旦受损,LDL-C 则会乘虚而入,钻进内膜下并被修饰成氧化型 LDL-C，后者能进一步破坏内皮细胞的功能。至此，LDL-C 完成了破坏血管的第一步。

第二步：巨噬细胞[1] 登场

巨噬细胞是一种免疫细胞，也是体内的防御专家。当它识别到氧化型 LDL-C 这名异族分子后，会立即展开攻势，将其团团包围，并将其吞噬形成泡沫细胞，这看似是一场血管保卫战的开始，实则中了 LDL-C 的"奸计"。

俗语说得好："好虎架不住群狼。"由于氧化型 LDL-C 蜂拥而至，巨噬细胞不得不展开攻势，尝试吞噬并消灭它们，然而巨噬细胞的奋力反抗只能是火上浇油，其结果是形成脂质条纹，它是动脉粥样硬化病变的早期形式（见图 1-8）。

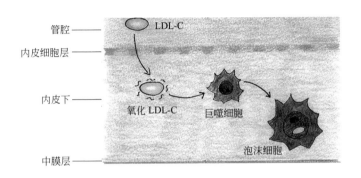

图 1-8　LDL-C 被巨噬细胞吞噬的过程

第三步：加肥、加料

随着 LDL-C 的大举入侵，巨噬细胞早已大乱阵脚，合成并分泌了众多炎症因子，进一步加剧了炎症反应。它们犹如营养丰富的肥料，疯狂滋养着脂质条纹，进一步加固了促进斑块生长的温床，逐渐发展成为动脉血管健康的克星——粥样硬化斑块。

实际上，粥样硬化斑块的形成机制远比上述内容复杂得多。但是，从上述过程中不难得出结论：血管壁的保护屏障——内皮细胞受损，是形成粥样硬化斑块的始动环节。

3. 什么因素能导致冠心病的发生风险增高呢？

（1）年龄

人到中年之后，各大器官的功能随着年龄的增加不断衰退，冠心病的发生风

---

[1]　巨噬细胞是一种位于组织内的白细胞，主要功能是以固定细胞或游离细胞的形式对细胞残片及病原体进行噬菌作用（即吞噬和消化），并激活淋巴细胞或其他免疫细胞，令其对病原体作出反应。

险也随之增加。冠心病多见于 40 岁以上的人群，50 岁以后进展更快，但随着人们的生活方式、习惯和环境的变化，年轻人中冠心病的发病率也在逐年增高。

（2）性别

由于雌激素具有强大的血管保护作用，所以女性在绝经之前，冠心病的发病率远低于男性；但绝经之后，女性的冠心病发病率迅速增高，甚至超过同年龄的男性。

（3）遗传

如果家族成员有在 50 岁之前罹患冠心病的，其近亲患冠心病的风险将增加 5 倍。

（4）吸烟

与不吸烟者相比，吸烟者的冠心病发病率和病死率将增高 2～6 倍，且吸烟量越大，患病风险越高。

（5）高血压

与血压正常的人相比，高血压患者发生冠心病的风险约增加 3～4 倍。

（6）高血脂

LDL-C 的含量正常，就不会形成粥样硬化斑块，LDL-C 是形成粥样硬化斑块的始作俑者。医学研究表明，LDL-C 的含量每降低 1mmol/L，患心血管疾病的风险能降低约 20%。

（7）糖尿病

与血糖正常者相比，糖尿病患者的冠心病发病率增高数倍，且进展迅速。此外，糖尿病患者多合并凝血功能失调，继而会进一步增加患心绞痛与急性心肌梗死的风险。

（8）肥胖

肥胖是冠心病的主要危险因素，肥胖可导致血脂、血压、血糖异常，多因素共同作用会增高冠心病的发病率。

（9）精神压力和 A 型行为

急性压力和慢性压力都能增高冠心病的发病率。比如，当与某人关系密切的重要人物去世后，他在这个人去世后的第一个 24 小时内，发生急性心肌梗死的概率会升高 21 倍。

美国心脏病医生把人的行为分为 A 型行为和 B 型行为。有数据表明，85% 的心血管疾病与 A 型行为有关，而在心脏病患者中，A 型行为的比例高达 98%。

A 型行为有如下特征:

① 争强好胜,对自己寄予极大的期望;

② 对自己要求苛刻,为实现目标,不惜付出任何代价;

③ 以事业上的成功与否作为评价人生价值的标准;

④ 工作安排紧凑,试图在极少的时间里,做更多的工作;

⑤ 精神紧张。

(10)口服避孕药

常见的口服避孕药可能导致血压、血脂及血糖异常,同时会影响凝血功能,增加血栓形成的机会。

(11)饮食习惯

长期进食高能量、高动物脂肪、高胆固醇、高糖分的食物,同样会增加冠心病的发病风险。

总而言之,冠心病并非单一因素引起的疾病,而是由于上述诸多的危险因素综合作用所致。正所谓"千里之堤,毁于蚁穴",内皮细胞功能受损,各种致病因素才会乘虚而入破坏动脉血管,形成粥样硬化斑块并导致器官供血不足。

从发病因素来说,虽然我们无法人为地改变遗传、年龄和性别等因素,但完全可以从控制体重、戒烟、改善情绪等方面做起,积极控制血脂、血压、血糖等关键指标,最大限度地降低冠心病的发病风险。

六、血管也会抽筋——变异型心绞痛

事件还原

我有一位做海鲜生意的朋友,姓牛,我管他叫老牛。

老牛从农村来到城市,白手起家,艰苦奋斗了 20 多年,终于打下一片江山,在业界小有名气。事业上来之不易的成功,让他更加注重自己的身体健康状况。用他自己的话来说："还得为宝贝女儿多攒几年嫁妆呢，没个好体格怎么行。"

老牛每年都会到医院进行全面体检。事情发生半年前，他刚做了冠状动脉增强 CT，结果很正常。我当时开玩笑说："起码以后不用找我给你做心梗手术了。"然而，他有个极坏的生活习惯——吸烟。

一天午夜，一阵急促的电话铃声吵醒了正在酣睡的我，我拿起电话一听是老牛。电话那头，老牛向我紧急求助，他突然发生剧烈胸痛，整个人都虚脱了，急诊医生的诊断是急性心肌梗死，告知他可能需要立即手术。我看到他传给我的心电图，提示下壁导联 ST 段明显抬高❶，证据确凿。我心想：他在半年前做的冠状动脉增强 CT 结果是正常的，急性心肌梗死从何而来？

猛然间，灵光一现，我想到了一种并不少见的疾病。"让医生给你用点儿硝酸甘油，但注意监测血压。"我简单交代了一番，便匆匆赶往医院。到了医院以后，他的胸痛症状基本缓解了，心电图也大致正常了。之后通过冠状动脉造影检查证实了增强 CT 的结果：冠状动脉完全正常。但在手术中，右冠状动脉发生了严重痉挛，并出现了与在急诊室几乎完全相同的症状。

其实，老牛患上了一种特殊的心绞痛——变异型心绞痛。变异型心绞痛最早是由普林兹梅特尔（Prinzmetal）等在 1959 年发现的，在症状发作期，冠状动脉会发生强烈的痉挛，医生更愿意用"抽筋"来形容该过程，其后果是冠状动脉严重狭窄，甚至闭塞，从而引发与心绞痛和急性心肌梗死相似的症状（见图 1-9）。变异型心绞痛多发生在有粥样硬化斑块的血管，也可能发生在并无明显狭窄的冠状动脉上。

正如给农田引流的管道，虽无阻塞，但如果有人用脚把管道踩扁了，同样会导致供水不畅。如果短时间内抬脚松开、恢复引流，对农作物自然也会恢复正常的水流供应。变异型心绞痛便与此相似。

---

❶ 在急性心肌梗死时，多数患者的心电图会提示相应缺血区域的 ST 段明显抬高，下壁 ST 段抬高多提示右冠状动脉或左回旋支完全闭塞。

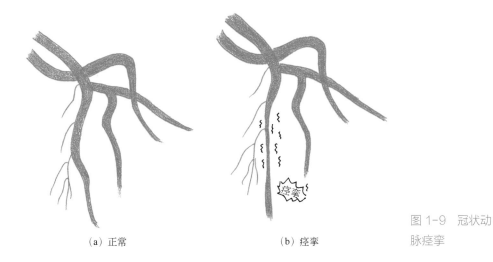

（a）正常 （b）痉挛

图 1-9 冠状动脉痉挛

除了变异型心绞痛，还有其他疾病亦会导致心肌缺血。

再谈农田灌溉的例子。试想一下：如果引流管道没有问题，还有什么原因会导致农田缺水呢？不难得出结论：储水池的水量不足。同理，如果动脉血液不足，或者血液中的氧气含量不足，也可能会导致心肌缺血，出现心绞痛甚至急性心肌梗死，导致这种心肌缺血最典型的情况就是失血性休克❶和一氧化碳中毒。

失血性休克常发生于外伤，如交通事故、刀刺伤等。大动脉血管破裂后，会导致大量动脉血液流失，体内的有效血容量下降，就好比储水池干枯一样，最终会导致人体各大脏器缺血，包括心肌、大脑等重要器官。

一氧化碳中毒导致心肌缺血的原理不同于失血性休克。血红蛋白（Hb）是血液中氧气的运输机，氧气在血液中需要与血红蛋白结合，再运输至各个器官，并为身体供氧。当一氧化碳太多时，它会和氧气竞争结合血红蛋白，形成碳氧血红蛋白（COHb），便不能有效携氧并释放氧气，从而造成组织器官缺氧、缺血。类比农田灌溉的例子，即便是引流管道正常，水量也没有减少，但实际可供利用的水量却明显减少了，农作物同样会因缺水枯竭而亡。

总而言之，心肌缺血最常见的原因是冠心病。然而，心肌缺血并非冠心病的"专利"，其他很多疾病也可以引发心肌缺血，严重的甚至会出现心肌梗死。

---

❶ 失血性休克是休克的一种类型，主要是由于大量失血而导致的，血压低于 90/60mmHg，常见于外伤。

七、急性心肌梗死为什么如此突然——可怕的软斑块

我曾经收治过一名急性心肌梗死患者，是一名职业运动员。他跟我说："大夫，我强壮得像头牛，每天跑步 10km，怎么就突然患上急性心肌梗死了呢？"这名运动员道出了不少患者的心声。

的确，有不少患者在发病之前身体很"健康"，并没有明显的心绞痛症状。然而，一旦发作，病来如山倒，病情极其凶险，甚至会导致猝死。

到底为什么急性心肌梗死会来得如此突然？为什么冠状动脉内会突然出现大量血栓呢？其实，这和粥样硬化斑块的性质很像。

典型的粥样硬化斑块主要由两种成分构成，即外层的纤维帽和内部的脂质核心。纤维帽将脂质紧紧包裹，贴附在血管壁上。两种成分的多寡决定着斑块的性质：如果纤维帽较厚，脂质核心较小，则斑块较为稳定，称为硬斑块（又称"稳定斑块"）；如果纤维帽较薄，脂质核心较大，则斑块不稳定，称为软斑块（又称"不稳定斑块"）。

就像饺子一样：饺子皮好比是纤维帽，饺子馅则像是脂质核心。有的饺子皮厚、馅小，即便煮时间长了，饺子馅儿也不会漏出来；而有的饺子皮薄、馅大，稍微蒸煮一段时间，饺子馅便会破皮而出（见图 1-10）。

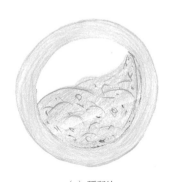 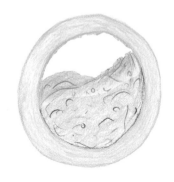

（a）硬斑块　　　　　　　　（b）软斑块

图 1-10　冠状动脉血栓横切面

冠状动脉内突然形成大量血栓，多是那些"皮薄馅大"的软斑块导致的。一些日常的生活因素，如剧烈运动、情绪激动、用力排便等，都会诱发软斑块在冠状动脉内破裂。斑块内的脂质成分破溃到血管腔后会激活凝血系统，导致血小板大量聚集，从而形成血栓，严重的会将冠状动脉完全堵塞，导致血流完全中断，继而发生急性心肌梗死。

冠状动脉粥样硬化斑块的稳定性和斑块体积的大小无关。换言之，即便是斑块的体积较大，甚至阻塞了 80% 的血管腔，但它若是稳定斑块，患者也可能不会罹患急性心肌梗死，或者仅会出现心绞痛而已；反之，有些斑块虽然体积较小，甚至没有明显影响心肌供血，但它若是不稳定斑块，一旦发生急性破裂，就可能会诱发急性心肌梗死。

这也就解释了一些患者的疑惑：为什么有的人在急性心肌梗死发作之前没有任何不适症状，甚至体能耐受力、运动能力与正常时无异？这正是因为粥样硬化斑块的体积较小，在未破裂之前并没有明显影响到心肌供血，如此一来，也就不会产生任何明显的临床症状了。

八、6个诱发急性心肌梗死的主要因素

2014 年，美国前棒球运动员发起了著名的冰桶挑战，一时间风靡全球，大家纷纷效仿。网络上虽然没有因冰桶挑战发生意外事故的相关报道，但我国南方一名刚过 50 岁的中年男子却因一桶冰水而丧命。

南方地区的夏天酷热难耐。该男子为了解热消暑，将一桶冰水直接浇在头上，霎时间周身冰爽，随即却发生了剧烈而持续的胸部闷痛。在这之前，该男子在人们的印象中一直是"身体强壮得像只猛虎"。

抵达当地医院后，经检查，明确诊断为急性广泛前壁心肌梗死，虽然立即安装了心脏支架，但由于心肌坏死量过大，还是发生了心源性休克，最终未能幸免于难。

回顾整件事情不难发现，冰水是导致这名中年男子突发心肌梗死的重要诱因。那么，都有哪些因素能诱发急性心肌梗死呢？

（1）情绪激动

大家或许在网络上看到过类似的报道：某某在游戏过程中情绪过分激动，突发急病身亡；某某在和人争吵的过程中，突然意识丧失，不治身亡……类似突发心脏病猝死的报道屡见不鲜。据称，1962 年，胡适也是在一场酒会的演讲中突发心脏病而遗憾辞世的。

过分的情绪波动会刺激交感神经系统，导致心跳过速，增加心脏的负担，

从而诱发急性心肌梗死。

（2）过度劳累、熬夜

现如今，社会高速发展，工作竞争激烈，生活压力增加，尤其是对于都市年轻群体来说，饮食不规律、经常熬夜是他们的生活常态。长期熬夜、让身体处于过劳状态，都会明显增加心脏的工作负担。

（3）暴饮暴食

俗话说："小饮怡情，大饮伤身。"大量饮酒会明显增加心脏的负担，同时还会增高血脂水平（尤其是甘油三酯）以及血液的黏稠度；在暴食后，尤其是进食大量脂肪类食物后，同样可使血脂和血液的黏稠度明显增加，继而诱发急性血栓。

（4）吸烟

烟草中的尼古丁等有害成分可增加心肌耗氧量，直接损伤血管内皮细胞层的功能，从而诱发冠状动脉痉挛，导致急性血栓的形成。

（5）用力排便

美国疾病控制与预防中心的研究数据指出，美国每年大约有23.5万人在厕所里发生意外被送进急诊室。其中，不少老年人是由于用力排便而诱发了急性心肌梗死。在用力排便时，腹肌强烈收缩，腹腔压力急骤升高，进而导致血压增高，加重了心脏的负担，从而诱发了心绞痛和急性心肌梗死。因此，老年人应该积极解决便秘问题。

（6）寒冷

正如文首所提及的案例，该中年男子突发急性心肌梗死的主要原因是冰水的强烈刺激作用。当身体受到强烈的寒冷刺激后，会快速分泌大量的肾上腺素，导致外周血管收缩、血压骤升，从而增加了心脏的负担；同时，寒冷还可能会诱发冠状动脉痉挛性收缩、粥样硬化斑块破裂等，进而引发急性心肌梗死。正因如此，医生建议心血管疾病患者和老年人在冬天外出时，务必注意防寒保暖，避免室内外温差过大而诱使心脏病急性发作。

另外，在每天的不同时段中，急性心肌梗死的发病率是不同的，这和血压密切相关。人体的血压在一天中呈周期性的波动变化：清晨和上午往往偏高，晚上和夜间睡眠时往往偏低。正是由于血压的波动和交感神经活性增强等因素，急性心肌梗死多在清晨及上午时段发作。

九、肾功能衰竭，也会诱发冠心病吗？

中医理论认为，心属火、肾属水，心肾相交，水火既济。西医的相关研究表明，心力衰竭可导致肾功能衰竭，肾功能衰竭亦可导致心力衰竭。心与肾两者之间相互依存，相互影响，肾脏疾病和冠心病之间也有着千丝万缕的关系。

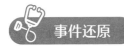 事件还原

小赵是我曾接治的一名患者，他患上肾病时，刚满 20 周岁，正值青春年少、血气方刚的大好年华，却要终日与药物为伍，满月脸、痤疮等与治疗相关的不良反应不期而至。各种药物似乎失去了原有的功效，小赵的病情在不断恶化，血肌酐逐渐攀升到"尿毒症期"（血肌酐含量大于 707μmol/L），这是最严重的肾功能衰竭阶段，小赵不得不面临肾脏移植手术。

他的换肾手术在国内一家著名的三甲医院顺利完成。但屋漏偏逢连夜雨，小赵的噩梦仍在继续着。手术之后，小赵的肾功能只得到了短时间的改善，接踵而来的是严重的高血压、高血脂、高尿酸血症。仅在数年后，小赵再次发生肾功能衰竭，必须接受肾脏透析治疗。就在接受透析治疗期间，小赵感觉到一种难以描述的胸痛。

屈原在《楚辞·九章·惜诵》中写道："九折臂而成医兮，吾至今而知其信然。"这句话的意思就是后人常说的"久病成医"。小赵在患病期间阅读了大量医学科普书籍，对心脏病、肾病等基础知识了若指掌，他怀疑自己患上了心绞痛。果然不出所料，住院后在完善心脏造影检查时发现，小赵的三支冠状动脉多处严重狭窄，其中前降支濒临闭塞。我为他安装了一枚心脏支架，而他则成为了我主刀手术的患者中最年轻的冠心病患者。

小赵未及而立之年，为什么患上了冠心病呢？

在后文"为什么心血管疾病患者越来越年轻？"一文中，将为大家详细阐

述冠心病年轻化态势发展的缘由。而对于小赵来说，肾功能衰竭才是最直接的导火索。

医学研究表明，慢性肾脏疾病能显著增加心血管疾病的发病率。重度肾功能衰竭能使心血管疾病的发病风险增加约3倍。在慢性肾脏疾病群体当中，同时合并高血压、高血脂、糖尿病、蛋白尿者十分常见，而这些都是增加心血管疾病发病率的主要原因。此外，肾功能衰竭时产生的炎症介质等也会损伤心血管系统，继而诱发冠心病。

那么，应该如何降低肾功能衰竭患者发生心血管系统疾病的风险呢？归拢下来，主要有如下四方面内容。

（1）积极治疗原发病

在临床上，有多种疾病会导致肾功能衰竭，包括肾病（如肾小球肾炎等）、高血压、糖尿病等。针对不同的原发病，治疗方法是不同的，故应对症而治。

（2）积极控制血压、血糖、血脂等指标

已经罹患肾功能衰竭的患者往往合并血压、血脂和血糖异常，应积极控制这些指标，避免进一步加重对肾脏功能的损害。

（3）早期预防，监控肾脏功能指标

目前最常用来衡量肾功能的指标是血肌酐，检查时抽血化验即可。尿常规检查中的尿蛋白也是反映肾脏功能的指标之一，如果尿蛋白出现阳性结果，尤其是合并高血压和糖尿病的患者，需要补充检查24小时尿蛋白定量等项目。

（4）优化用药策略

以高血压患者用药举例说明：常用的五大类降压药对肾功能的影响是不同的，其中普利类和沙坦类药物能协助减少尿蛋白、改善肾功能，适用于高血压合并轻、中度肾功能衰竭的患者❶。

中医巨著《黄帝内经》中就已强调了人体是肝、心、脾、肺、肾五大系统的协调统一体。西医在诊治过程中也强调整体和部分的辩证统一关系。维持身体健康，应维持各大脏器的机能平衡，缺一不可。

另外，需要提醒读者的是，"肾虚"是中医学的概念，并非指的是西医化

---

❶ 选择降压药物需因人而异。普利类和沙坦类药物虽然适用于中、轻度肾功能衰竭者，但严重肾功能衰竭者禁用。

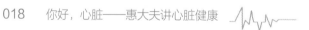

验检查中的肾功能减退，不要将两者混为一谈。

十、尿酸升高了，也与冠心病有关吗？

尿液的酸碱度还与冠心病有关吗？

尿酸并非尿液的酸碱度，而是一种血液化验指标，又称为"血尿酸"，它和冠心病有着莫大的关联。

尿酸是嘌呤的代谢产物，由肾脏排出。血尿酸的正常范围是：150～416μmol/L（男），89～357μmol/L（女）。而所谓的高尿酸血症，指的是尿酸数值高于正常范围的上限。

在国际上，高尿酸血症的定义为：在正常嘌呤饮食状态下，非同日的2次空腹血尿酸水平，男性＞420μmol/L，女性＞360μmol/L。要判断尿酸值是否在正常范围之内，抽血化验便知。

随着人们生活条件的不断改善，高尿酸血症的患病率逐年上升，总发病率约5%～23.5%。经济发达和沿海地区的居民因多食高嘌呤食品，如海鲜、动物内脏等，并大量饮酒，导致高尿酸血症的发病率更高。

多数的单纯高尿酸血症患者并无明显的不适症状，甚至是在体检中偶然发现自己的尿酸高。然而，不管是何种原因导致的高尿酸血症，都会对身体健康有诸多的不良影响。

首先，高尿酸血症是痛风发生、发展最重要的致病因素。随着尿酸水平的增高，痛风的患病率逐渐增加，但多数高尿酸血症并不能发展为痛风。一项长期随访研究显示，只有约2%～36%的高尿酸血症患者会发生痛风，也就是那些尿酸盐结晶在机体沉积下来并对其造成损伤的，才会发生痛风。痛风的常见症状有：关节炎、关节畸形、痛风石等。

再者，高尿酸血症是高血压、糖尿病、慢性肾脏疾病等的独立危险因素，这就意味着，高尿酸血症患者发生上述疾病的风险将明显高于尿酸水平正常者。举例说明：与血尿酸正常者相比，血尿酸每增加60μmol/L，其发生冠心病死亡的风险将增加12%，血尿酸对女性的影响更为显著。而且，血尿酸水平升高亦可导致罹患尿酸性肾病和肾结石，增加肾功能衰竭的发病风险。

1. 什么原因会导致高尿酸血症呢?

(1) 生活方式

高尿酸血症是一种生活方式不良病,高发于高龄者、男性、肥胖者、有痛风家族史者、久坐者等人群。饮食因素对其影响较大,饮酒(尤其是啤酒)或经常食用高嘌呤食物,如红肉类、海鲜、动物内脏、浓肉汤等,均可使血尿酸水平升高。这也是沿海地区人群易患高尿酸血症的原因所在。

(2) 药物和疾病因素

临床上有部分常用的药物可能会导致血尿酸升高,如阿司匹林、利尿剂❶。

2. 高尿酸血症患者有哪些注意事项呢?

(1) 低嘌呤饮食原则

既然说高尿酸血症是一种生活方式不良病,那么治疗就应从改善生活方式开始,主要包括改善饮食结构、控制体重等方面。在饮食方面,应该以"低嘌呤饮食"为基本原则,可参考表1-1。

表1-1　低嘌呤饮食原则

避免食用	限制食用	建议食用
动物内脏、高糖饮料	牛羊猪肉、富含嘌呤的海鲜、高糖水果、糖、甜点、酒精类饮品(尤其是啤酒)	蔬菜及其他低脂或无脂食品

有人认为,如果血尿酸升高或者罹患痛风,绝对不能食用豆制品。这个观点是错误的。

嘌呤类食物可以简单地分为:动物性嘌呤食物和植物性嘌呤食物。比如动物内脏、肉汤、贝壳类海产品中富含动物性嘌呤,痛风患者应该尽少食用;而豆制品含有植物性嘌呤,对痛风的影响较小,诸如豆腐、豆干之类的食物,经过加工、水洗、过滤等,基本可以安全食用。但要提醒读者的是,不建议多饮豆浆。

此外,建议每天饮水2000mL。

(2) 与痛风的区别

高尿酸血症和痛风如影相随,两者有着相似的致病因素,却有着不同的临

---

❶　利尿剂,尤其是噻嗪类利尿剂(如氢氯噻嗪),是常用的降压药之一,该类药物能影响尿酸排泄,升高血尿酸水平。因此,高血压合并高尿酸血症患者,不推荐服用利尿剂;高血压合并痛风患者,禁用利尿剂。建议所有高血压及心脏病患者,定期检查血尿酸值。

床表现。正因高尿酸血症患者可能没有任何症状，人们往往视而不见、置之不理，于是悄然增加了患心血管系统疾病的概率。

不同于痛风的是，高尿酸血症通常可防可控。正所谓"病从口入"，很多代谢性疾病都是吃出来的，只有"管住嘴，迈开腿"，才能让代谢性疾病远离我们的生活。

十一、为什么现在越来越多的人患上了心血管疾病？

首先说"吃"。

晋朝《口铭》有云："病从口入，祸从口出。"正应了这句老话，很多疾病都是吃出来的，包括心血管疾病。

多年以来，国人的主食一般以植物性食物为主，身体所需的能量供给主要来源于碳水化合物（植物性食物），而如今的饮食方式正在逐渐改变，肉类等动物性食物的食用量日渐增多。的确，肉类能为人体提供丰富的优质蛋白质、铁、B 族维生素等营养成分，但同时也增加了脂肪的摄入。据统计，1992—2012 年，中国居民膳食的脂肪供能比呈明显上升趋势，2012 年全国平均水平为 32.9%，已超过膳食指南推荐的上限水平（推荐范围为 20%～30%）。

过多的脂肪，尤其是肥肉中的饱和脂肪酸和油炸食品中的反式脂肪酸，会影响机体的血脂水平，增加肥胖的发生率，导致代谢性疾病的发生率增高，如糖尿病、高血压、高尿酸血症等，这些疾病都会明显增加心脑血管疾病的发病率。

中华饮食文化源远流长，通过煎炒烹炸，让食物更加美味。然而，这些复杂的烹饪方式无意间让食材中的宝贵营养成分大量流失。比如，烹调温度过高、加热时间过长、油炸等方式，都会导致食材中的 B 族维生素、维生素 C 大量流失，油脂被氧化后，食物中所含的维生素 A 和维生素 E 也会被大量破坏。

食无盐则无味，很多人在日常膳食中偏爱重口味食物，而过多的盐摄入量会明显使血压升高，增高高血压的发生率。发表在 2010 年的《中国高血压防治指南》指出，我国部分地区每天的人均盐摄入量为 12～15g，甚至更多，尤其是在中国北方地区，这也是北方人的高血压患病率高于南方人的原因之一。

总之，饮食应多样化。在自然界中，没有任何一种食物能提供人体所必需的所有营养素。唯有合理搭配，方能保证人体正常的发育和健康。建议每天食用 30 种以上的食物，多吃新鲜蔬菜和水果，补充大量的膳食纤维、维生素和矿物质，多食鱼等富含不饱和脂肪酸的肉类。目前广为流行的"地中海膳食模式"也值得大家效仿。

然后说"动"。

众所周知，肥胖是诸多慢性病的罪魁祸首，如何保持优美而健康的身材曲线也是爱美人士的目标。常听有人抱怨道：为何吃得不多，却依然肥胖。其实，要想变瘦并无诀窍，关键是"吃动平衡"。吃得少，动得多，自然会瘦；吃得多，动得少，必然会胖。

据中国健康与营养调查数据显示，1991—2011 年，成人居民的活动量呈明显下降趋势，其中职业活动量下降最为明显。生活中不难发现，早发心血管疾病的人多为肥胖人群。他们是社会的主力军，以办公室族居多，不到 40 岁就已大腹便便、身材圆滚，繁忙的工作占据了本应有的运动时间，却不知肥胖已是各种慢性疾病的暗号。鉴于此，国内外各大心血管康复专家提出：健康人每周至少保持 5 天的有氧运动，每天至少运动 30 分钟。

再谈吸烟与心血管健康。

吸烟有害健康，不管是一手烟还是二手烟。这仿佛路人皆知，却鲜有人真正关注。烟草中的尼古丁等有害成分可增加心肌耗氧量，直接损伤血管内皮细胞层的功能，从而诱发冠状动脉痉挛，导致急性血栓形成，增加冠心病的发病风险。

自 1984 年以来，中国男性一直属于世界上吸烟率较高的人群之一。1984 年，中国男性的吸烟率为 63%，1996—2010 年均超过 50%。据 2010 年 "全球成人烟草调查（GATS）一中国"指出，在所有非吸烟者中，二手烟的暴露比例为 72.4%，约有 7.38 亿不吸烟者遭受二手烟的危害。

现如今，各种心脑血管疾病逐渐向年轻化的态势发展，尤其是男性，其主要原因除了肥胖、遗传因素之外，吸烟是极为主要的危险因素之一。临床观察发现，在 25 ~ 45 岁的人群中，罹患急性心肌梗死的患者多为男性，且以吸烟、肥胖者居多。

最后说大气污染。

相信国人对雾霾深有体会，部分工业化城市的居民鲜见蓝天白云，即便是美丽的滨海城市——大连，也没逃过雾霾的"侵略"。颗粒物（PM）污染是心血管疾病发生的危险因素之一，其中细颗粒物（PM$_{2.5}$）被认为是最主要的致病成分。

有关数据表明，北京市 2010—2012 年的日平均 PM$_{2.5}$ 浓度为 96.2μg/m^3，该浓度每增加 10μg/m^3，当日居民缺血性心脏病的发病率增加 0.27%，而 65 岁以上的老年人对 PM$_{2.5}$ 更为敏感。

综上所述，生活方式和行为习惯是目前导致心血管疾病高发的主要因素。当然，遗传、环境等亦为重要的发病因素，但非人为可控。因此，把握身体健康应该从自身可控的因素做起，这样能最大限度地减小心血管疾病的发生风险。

十二、为什么心血管疾病患者越来越年轻？

随着社会老龄化和城市化进程的加快，我国的心血管疾病患者越来越多，且患病率处于持续上升阶段。《中国心血管病报告 2018》指出，我国的心血管疾病患者人数高达 2.9 亿，如此多的患病人数让人惶恐不安，更令人担心的是，心血管疾病并非老年人的"专利"，它正朝着年轻化的态势迅猛发展。

我对多年前春节期间遇见的一个病例至今记忆犹新。那是一名年轻的男性胸痛患者，高高壮壮的，因持续胸痛来我院就诊，从症状到化验单，再结合心电图，都符合急性心肌梗死的诊断标准，唯一令我犹豫不决的是年龄，因为他才 21 岁。弱冠之年，如朝阳般青春竟不幸遭遇了冠心病，令人唏嘘不已。

然而，冠心病在年轻人中出现绝非偶然事件。在我负责心脏急诊手术时，曾连续收入三名年龄在 25～35 岁的急性心肌梗死患者，他们住在同一病房内。三名"难兄难弟"在住院期间结下了深厚的友谊，他们戏称这是"桃园三结义"，誓要共同抗争冠心病。仔细观察发现，三人有着共同的特征：年轻男性、肥胖、有高血压史、嗜烟。

那到底是什么原因导致冠心病呈现年轻化的态势呢？总结下来，大抵有如下几点。

（1）肥胖

平衡是万事万物存在的基本法则。对于机体而言，依然如此，有摄入，就要有消耗，这样才能保持平衡而稳定的状态。正如在"为什么越来越多的人患上了心血管疾病？"一文中所述，随着国民饮食结构和生活方式的改变，吃得多、动得少，便导致身体摄入过多的能量而无法完全代谢，进而肥胖的发生率就越来越高了。成年人如此，青少年亦如此。

空口无凭，有数据为证。据《中国心血管病报告 2018》指出，我国青少年的超重率、肥胖率明显增加。2012 年，中国 6 岁以下及 7～17 岁城乡儿童的超重率和肥胖率均较 2002 年明显升高。1985—2014 年第六次中国学生体质与健康抽样调查结果显示，7～17 岁的在校青少年出现肥胖的趋势明显增加，2014 年的超重率和肥胖率分别是 1985 年的 11 倍和 73 倍。

青少年的运动量也不容乐观。2014 年，中国调查了 22 万余名 9～22 岁学生的身体活动情况。结果显示，男生中每天身体活动不足 1 小时的人占 73.3%；女生更高，竟达 79.1%。而且随着年龄的增加，男生和女生的身体活动不足率均呈明显上升趋势。从一定程度上来说，青少年运动量的下降和肥胖率增加有着密不可分的关系。

电子化信息时代，给人们的生活带来了太多的便利，手机俨然成为了必不可少的生活工具，但与此同时，手机也成为了消磨时间的娱乐工具，甚至让人沉迷于此。三十年前，孩子们的娱乐项目是丢沙包、踢毽子、跳皮筋……现如今却几近被手机和网络完全替代，这也是孩子运动量减少的重要原因。

（2）高血压、高血脂、高血糖

随着肥胖率的增加，高血压、高脂血症、糖尿病、高尿酸血症等代谢性疾病的发生率亦明显增加。据中华医学会糖尿病学分会的数据显示，中国的成年人中，代谢综合征的患病率为 6.6%，而代谢综合征至少会使冠心病等心血管疾病的发病风险增加 3 倍。

以高血压为例说明。2010 年的调查数据显示，我国儿童的高血压患病率为 14.5%，男生（16.1%）高于女生（12.9%），且儿童高血压的总体患病率随年龄增加呈上升趋势。

目前来说，这类疾病已具备高发性、早发性的特点，它们的相互协同作用增加了年轻人患冠心病的概率。另外，部分年轻人过分担心甚至恐惧药物的安全性问题，导致治疗的依从性下降。如此一来，长期不加以控制的血压、血糖和血脂，便成了年轻人患病率增加的重要因素。

（3）吸烟

1492 年，当哥伦布在古巴发现"cohiba"这种神奇的植物时，绝对不会想到在几个世纪后，烟草会成为人们茶余饭后的"宝贝"，更不会想到香烟会成为蚕食人们健康的隐形杀手。研究证明，吸烟是患冠心病的独立风险因素，吸烟能使首次发生急性心肌梗死的时间提前 10 年。

据 2014 年中国青少年烟草调查显示，中国青少年的烟草使用率为 6.9%，男生（11.2%）高于女生（2.2%），农村（7.8%）高于城市（4.8%）。从数据不难看出，青少年群体吸烟者并不在少数。吸烟已成为青年人罹患急性心肌梗死的首要危险因素。

（4）熬夜与压力

80 后与 90 后是现今社会的主力军，不管是事业还是生活，他们都承受着不少的心理压力。长期精神紧张会使体内儿茶酚胺的浓度升高，引发冠状动脉痉挛，诱发粥样硬化斑块破裂，继而导致急性心肌梗死。长期熬夜、缺乏睡眠能明显降低人体免疫系统的功能，增加焦虑症或抑郁症的发生率，还会增加高血压、冠心病等心血管疾病的发生率。

据《中国卫生和计划生育统计年鉴 2016》指出，自 2012 年以来，中国居民的冠心病死亡率呈上升趋势；1999—2013 年，天津市 45 岁以下居民的急性心肌梗死发病率呈逐年上升趋势。

这些可怕的数据告诉我们：全民总动员来对抗冠心病已刻不容缓。

十三、为什么患冠心病的年轻人里以男性居多？

对大众来说，冠心病、急性心肌梗死并非是什么陌生的名词，人们早已司空见惯。人们知道了急性心肌梗死能导致猝死、冠心病的发病逐渐年轻化……但您是否发现，罹患冠心病的年轻人群中鲜有女性呢？

身边总有女性朋友玩笑说："女人不易，每月都会有'姨妈痛'，生娃遭受十级分娩痛，做人难，做女人更难呐！"的确，女性时常经受着男性无法理解的生理状况。然而，女性的生理特点也决定了她们较少罹患某些疾病，这里就包括冠心病，其关键所在便是雌激素的作用。

雌激素具有强大的保护心血管的作用，可通过多种途径稳定血管的内皮功能，抑制血小板聚集，抑制应激及机械损伤引起的血管内膜增殖，而且能影响血脂代谢，并通过抗氧化等作用来保护女性健康。女性在更年期后，雌激素的分泌量明显减少，失去了雌激素的呵护，女性罹患冠心病的风险会越来越高，甚至超过了同龄的男性。

爱美是女人的天性，永葆苗条身段向来是众多女性的夙愿，这恰恰也是对抗心血管疾病的有效手段。瘦人和胖人罹患心血管疾病的风险是完全不同的。不管是超重还是肥胖，都能显著增加高血压、冠心病等心血管疾病的发病风险。注重身材管理，也是女性患冠心病概率较低的原因。

此外，吸烟会使急性心肌梗死的发病风险增加至少 7 倍。2015 年，中国成人烟草调查显示，15 岁以上的人群中，男性的吸烟率为 52.1%，女性为 2.7%。男性吸烟者的比例较高也是年轻男性急性心肌梗死发病率高于女性的因素之一。

在上述因素的影响之下，患冠心病的年轻人以男性为主。雌激素的心血管保护作用，是上天对女性的恩赐。然而，随着年轻人生活方式的不断改变，在压力、熬夜、吸烟、酗酒、肥胖等多种因素的共同作用之下，年轻女性罹患冠心病的情况在临床中也屡见不鲜。

因此，防控冠心病，不论男女，都要从年轻时做起，养成好习惯。

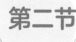

第二节　胸口隐隐作痛，莫非得了冠心病？

——冠心病的症状和诊断

一、心绞痛一定表现为胸痛吗？

心绞痛指的是心肌缺血时发生的胸痛症状，典型表现为压迫感、紧缩感、烧灼样疼痛等。那么，心绞痛一定会表现为胸痛吗？

答案是否定的。部分心绞痛可表现为胸闷、心慌等症状，甚至部分患者不会感受到疼痛，即所谓的"无症状性心肌缺血"。

不难理解，人体对疼痛的反应主要取决于两个方面，即刺激的强度和身体的感知能力。也就是说，对于同样程度的刺激源，不同的人会有不同的感受，有的人甚至没有感觉。

在老年人群中，随着年龄的增加，感觉神经系统逐渐老化，疼痛的敏感性会随之下降。另外，在老年冠心病患者中，由于长期的慢性心肌缺血，会导致感觉神经末梢受损，也会导致疼痛的敏感性随之下降。

而糖尿病患者往往也伴有自主神经功能受损的表现，以致患者对疼痛的敏感性下降。部分糖尿病患者在心绞痛发作时可表现为胸闷、呼吸困难等；部分患者可能无明显临床症状。

另外，女性在更年期时，雌激素的分泌量明显减少，继而可能出现明显的更年期症状，包括胸闷、心慌等，容易掩盖心绞痛的症状，这需要广大女性朋友格外注意。

综上所述，除了典型的心绞痛表现（如活动后胸骨后疼痛）之外，胸闷、心慌、气短等也可能是心绞痛的"等同症状"，尤其在糖尿病患者或老年群体当中，更应引起注意。而且，这部分人群完全有可能出现无症状性心肌缺血。

二、心绞痛一定发生在心脏周围吗？

总有患者这样描述自己的病情："大夫，我肯定得了心绞痛，您看，就是心尖这儿的位置疼。"在他们眼中，心绞痛指的就是"心尖"的位置疼痛。真是这样吗？

的确，心绞痛发作的经典位置是胸骨后和心前区。多数患者在心绞痛发作时会表现出该区域的压榨性疼痛、闷痛、烧灼样疼痛等，但实际上心绞痛还可表现为身体其他区域的疼痛，以胃部、咽部、下颌部疼痛甚至牙痛为表现的心绞痛患者屡见不鲜。

国内学者分析了 56 例急性心肌梗死患者的疼痛症状，发现 9 例患者表现为不典型疼痛，其中因咽痛误诊为咽炎的 2 例，因下颌部疼痛误诊为牙病的 1 例，因颈部疼痛误诊为颈椎病、枕大神经病的各 1 例，因左肩疼痛误诊为肩周炎的 3 例，因头痛误诊为血管神经性头痛的 1 例。

心绞痛的发作位置不一，与神经感觉传导有关。在心肌缺血时，机体产生的乳酸等酸性产物会刺激心脏的交感神经传入纤维，然后经胸交感神经节，沿着传入神经传至大脑而产生痛觉。痛觉信号可向相应神经分布区域的任何部位放射，可放射至咽部、下颌部、肩颈部，继而引发相应区域的疼痛。

有研究者称，心绞痛的发作位置可为上至下颌部（下巴）、下至脐部的任何一个位置。由此可见，心绞痛的发作位置变幻莫测，如要准确诊断，确实需要医生敏锐的判断能力。

三、心绞痛为什么常在运动时发作，在休息时缓解呢？

心绞痛患者在描述自己的胸痛症状时，常大同小异。有的人说，只要走路速度加快就会犯胸痛，速度略微慢下来疼痛就缓解了；有的人说，胸痛时不敢活动，必须要停下来休息几分钟，疼痛就慢慢缓解了；有的人说，千万不能情绪激动，但凡突然生气，便即刻发病；也有的人说，胸痛发作时如排山倒海，痛不欲生，而没有症状时精神抖擞，简直像没有生病一样。

不难发现，多数心绞痛患者有着相似的发病特征，胸痛往往在剧烈运动或情绪激动之后发作，而停止运动、平稳情绪 3 ~ 5 分钟，胸痛就会逐渐缓解。这是什么原因呢？其实，主要在于心肌的需氧与供氧❶之间的平衡发生了变化。

当人体在剧烈运动时，心肌需要更多的血液供给，机体会做出相应的变化——心率加快、冠状动脉明显扩张。冠状动脉系统有着强劲的储备能力，当血管明显扩张后，能使血流量增加至休息时的 6 ~ 7 倍，为心肌提供充足的血液供应。就像农田需要快速获得更多的水供给一样，在储水池水量恒定的前提

---

❶ 动脉血液中富含氧气，氧气是动脉血中最主要的养料。因此，文中所提及的"需氧""供氧"等概念，可简单地等同理解为"需血""供血"。

下，唯一的方法就是扩张引流管道。

然而，若冠状动脉内有粥样硬化斑块存在，则会阻塞部分血管，限制血液的直接供给，还会降低冠状动脉的扩张能力。加之剧烈运动或情绪激动时的心率加快，心肌需要更多的血液供应，在多重因素的共同作用之下，极易出现心肌缺血的症状，即心绞痛。

当经过休息或情绪恢复平稳后，心率逐渐下降，心肌的血液需求量（需氧量）也随之下降，虽然冠状动脉有一定程度的狭窄，但还能勉强提供一定量的血液，心绞痛的症状自然会得到缓解。

因此，医生常会给多数心绞痛患者开具 β 受体阻滞剂❶ 的处方，其主要目的是用来控制运动后过快的心率，进而降低心肌需氧量，维持血液供给以达到预防和缓解心绞痛的作用。

四、急性心肌梗死发作时有哪些症状？

我的老同学 Z 是一名外科医生，身体健壮、德才兼备，是大外科的中流砥柱，不承想却突然得了急性心肌梗死，更让人大跌眼镜的是，他是在发病后的第 3 天才来找我看病的。要知道，他虽然不是专业的心内科医生，但也不至于把自己给"漏诊"啊，难道他连"突发持续性胸痛"这一心肌梗死的典型症状都无法识别吗？

其实，不同个体的患病症状是不同的。比如说感冒：有的人会发烧，有的人会头痛，有的人会咳嗽，还有的人会流鼻涕等。疾病的症状因人而异、因病而异，包括急性心肌梗死。

Z 同学当初之所以在出现不适症状时没有想到急性心肌梗死，主要原因在于，他自始至终没有感受到任何胸痛，只是存在腹部不适感、恶心伴数次呕吐，他本以为这是消化系统疾病。如果换成是我，也完全有可能误认为是急性胃肠炎。

Z 同学的急性心肌梗死症状是不典型的，但在临床中也并不少见。那究竟

---

❶ β 受体阻滞剂的代表药物为美托洛尔、比索洛尔等。

出现哪些症状时，需要警惕是急性心肌梗死呢？

（1）胸痛

美国的一项冠心病相关研究发现，约有 89% 的急性心肌梗死患者会出现突发持续性胸痛的症状。常见的疼痛性质多为压榨性疼痛、烧灼样疼痛、闷痛等，患者常描述为"像大石板压着一样难受""食管（胸骨后）像撒了辣椒面一样，火辣辣的疼""心脏处有紧缩感，憋得上不来气"等，类似的这些表述皆为急性心肌梗死发作时的典型症状。

医生常会把急性心肌梗死的疼痛向病人解释为心绞痛的"升级版"，因为二者的胸痛性质、位置甚至发病诱因都类似。但不同的是，急性心肌梗死的疼痛更为剧烈，有的人会出现濒死感，而且疼痛持续不断。在疼痛发作时，患者常转动为静，手捂胸口、蜷曲身体，不能用力活动。

（2）其他位置的疼痛

和心绞痛一样，急性心肌梗死发作时的疼痛位置亦不拘泥于心前区和胸骨后。实际上，患者出现不典型心肌梗死症状的概率在不断增加，在 75 岁以上的心肌梗死患者中，约半数未出现典型的症状表现。

有的急性心肌梗死患者会出现腹痛伴恶心、呕吐、腹泻等类似消化系统疾病的症状；有的患者会出现后背痛的症状。其原因主要和血管闭塞的位置有关。

（3）大汗

大汗淋漓是急性心肌梗死的不典型症状中出现频率最高的一个。患者常因胸痛或胸部不适感，难受得大汗淋漓、周身湿透、面色苍白。美国的 GRACE 研究结果表示，约 38% 的急性心肌梗死患者会合并出现大汗的症状；我国学者发现，有约 60% 的急性心肌梗死患者会合并出现大汗的症状。

（4）胸闷、气短

胸闷、气短是人们最常出现的不适症状，可见于心脏病患者，亦可见于相对健康的人群，包括过度疲劳者、焦虑者等。在以胸闷为首发症状的急性心肌梗死患者中，老年人的占比较大，这主要与老年人对痛觉的感受能力下降有关。因此他们常感觉到胸闷，而不是胸痛。胸闷、气短还常见于合并糖尿病患者，这与长期高血糖所致的痛阈升高、周围神经病变等因素有关。

要格外注意的是更年期女性群体。她们由于雌激素分泌减退，往往会出现胸闷、气短、心悸、多汗等更年期的相关症状，此时如果突发心肌梗死，易让人误以为仍是更年期造成的，而掩盖了实际的缺血症状。

（5）消化系统症状

恶心、呕吐、腹泻、腹痛等症状最常出现在消化系统疾病中，如胃溃疡、急性胃肠炎等，但部分急性心肌梗死患者也会发生上述症状。正如 Z 同学，他就是以腹痛、恶心等为主要临床表现，最终经冠状动脉造影检查，证实为右侧冠状动脉完全闭塞。

有关数据统计，约 20%～30% 的急性心肌梗死患者会出现恶心、呕吐等症状，约 1%～2% 的患者会出现腹痛症状，这类症状多见于右冠状动脉急性闭塞的患者。

（6）黑矇、晕厥

健康人在长时间蹲位起立后可能会出现双眼黑矇的状况，也有人描述为"眼冒金星"，其主要原因是和血管神经反射有关。在急性心肌梗死时亦可发生类似症状，患者往往伴有心慌、大汗的症状，此时主要与心跳过慢或心脏停搏等因素有关。部分重症患者可能会突然倒地、发生晕厥。

（7）无症状表现

看到这个标题或许您会问：难道心肌梗死也会没有任何症状吗？答案是肯定的。有的患者在常规体检或检查其他疾病时，顺便做了心电图检查，结果却提示陈旧性心肌梗死；有的患者检查了心脏超声，结果提示心室壁节段性运动异常，最终也诊断为陈旧性心肌梗死❶。

的确，有 1%～2% 的急性心肌梗死患者不会出现任何症状，这主要和心肌梗死的面积、冠状动脉的病变特点，以及患者对疼痛的感受性减退等因素有关。出现此类情况时常让患者和医生无迹可寻，从这个角度来说，养成定期体检的习惯有助于筛查无症状性心肌梗死。

五、急性心肌梗死发作前的4个预兆

不少患者问：好端端的身体，怎么就突然得了急性心肌梗死呢？难道急性

---

❶ 心电图和心脏超声可辅助诊断陈旧性心肌梗死。心电图常提示异常 Q 波，心脏超声常提示心室壁节段性运动异常，但这些只是参考指标，少部分健康人或其他心脏疾病患者，同样可出现上述异常改变。

心肌梗死在发作前没有任何预兆吗？

其实，急性心肌梗死的发作症状因人而异，是否会出现先兆症状也因人而异。小部分患者没有任何先兆就突然发病，50%～81.2% 的患者会在发病前数日内出现不同程度的先兆症状，这可能预示着"暴风骤雨"即将来临。

如果出现下述表现，一定要警惕急性心肌梗死的发生。

（1）突发心绞痛

如果平素身体还算健康的人突然出现典型的心绞痛症状，尤其是中青年男性，不管疼痛是否缓解、疼痛程度如何，都可能预示着会发生急性心肌梗死。

（2）心绞痛发作不规律

多数症状稳定的心绞痛患者，每次胸痛发作时往往有相似的诱发因素，比如情绪激动、剧烈活动或过度劳累等。一旦出现无确切诱因的胸痛，且无任何规律性可言，比如休息时发作或在睡眠中疼醒，都可能是急性心肌梗死的先兆症状。

（3）心绞痛程度加重

如果平时心绞痛症状轻微，不用服药就能缓解，而再次发作时症状变得剧烈，必须服药才能缓解，甚至需要多次服药，则要警惕这可能是急性心肌梗死的先兆症状。

（4）发作时间延长

多数的心绞痛发作可持续 3～5 分钟，一般不会超过 15 分钟，如果持续时间延长，甚至 15～30 分钟才能缓解，则要警惕急性心肌梗死的可能性。

先兆症状是急性心肌梗死发作的前奏曲，也是身体对心肌缺血发出的早期警示信号。救治急性心肌梗死越快越好，时间就是生命，如果能在最短的时间内准确识别上述预示信号，对病情的恢复和长期预后都能起到至关重要的积极作用。

六、急性心肌梗死导致猝死的3个主要原因

现如今，互联网讯息传播迅速，关于急性心肌梗死导致猝死的案例报道屡见不鲜。然而，不同急性心肌梗死患者的预后是不同的，有的人快速康复；而有的人病情逐渐恶化，甚至猝死。

在解释急性心肌梗死导致猝死的原因之前，先跟大家分享两个真实的临床病例。

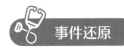

事件还原

病例一：患者男，约 70 岁

患者因突发剧烈胸痛来医院看病，明确诊断为急性心肌梗死。我为其开具了阿司匹林和扩张血管的药物，服药后胸痛症状得到了明显的缓解。但根据其病情特点，我建议患者立即进行冠状动脉造影检查，并向患者说明可能需要安装心脏支架。

患者听闻急性心肌梗死，还要手术，整个人瞬间六神无主、不知所措，他无助地看着身边的亲人，企图征求他们的意见。可家属们的意见也摇摆不定，你看看我，我望望你，最终还是决定等待家住 30km 外的长子前来定夺。

时间在一分一秒中流逝。当长子匆忙赶到医院时，老人突然牙关紧闭、四肢抽搐，继而意识丧失。我们奋力抢救，采取心肺复苏、电击除颤等措施，却也回天乏术，老人再也没有醒过来。

病例二：患者男，65 岁

该患者是我朋友的父亲，平素身体还算健康。发病当天，患者和家人因吵架突发急性心肌梗死，到医院后就及时做了心脏支架手术，术后一切安好。但问题是，心肌坏死的范围较广，这为日后埋下了隐患。

术后第 7 天，患者自觉无不适症状，各项指标均已恢复正常，符合出院标准。家人们心情愉悦，终于可以出院了。可就在上车的一瞬间，不幸发生了：患者大喊一声"胸痛"，而后应声倒地。

医护人员第一时间赶到现场，但患者心跳、意识全无，虽积极抢救 1 个多小时，但患者还是不幸离世。

上述两个病例，皆被诊断为急性心肌梗死。病例一的死因还比较好理解，毕竟是由于救治延迟而致。那病例二呢？为何原本救治成功了，最后还是猝死了呢？

下面，为大家逐一剖析并介绍急性心肌梗死导致猝死的常见致病原因。

（1）恶性心律失常

恶性心律失常指的是致命性心律失常，如心室颤动、无脉性室性心动过速、心脏停搏等（详见本书"心律失常"部分的内容），是导致心源性猝死最主要的原因之一。

或许，您百思不得其解，但肯定也在影视剧中见过类似场景：一患者躺在病床上，突然意识丧失，心电监护仪上呈现一条直线或者毫无规律的细小波浪线（见图1-11）。如果抢救及时，有的会起死回生，而有的却撒手人寰。这就是致命性心律失常。

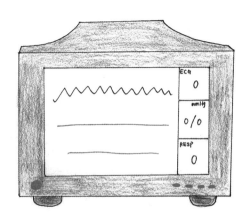

图 1-11　心电监护仪

心脏是人体最忙碌的器官，每天搏动约10万次。心脏之所以能日夜不歇地工作，是因为具备一套持续供能的装置——心脏起搏及电传导系统。换言之，心脏电传导系统正常运转，才能保证心脏不停地跳动。

当出现急性心肌梗死时，心脏电传导系统严重缺血，使其功能失调或丧失，导致电信号传导中断或过度兴奋，最终发生恶性心律失常。一旦这种现象发生，便很难自行逆转，患者可能在数分钟内猝死。如果能及时抢救，通过胸外心脏按压、电击除颤等抢救技术（又称心肺复苏技术），不少患者还可以生还。

病例一患者的最终死因就是发生了恶性心律失常。如果当机立断，及时安装心脏支架，或许能逃过一劫。

（2）心脏破裂

顾名思义，心脏破裂就是心脏的肌肉组织破裂了。心脏破裂最常见的原因是外伤，如刀刺伤等，一旦发生，患者会在短时间内发生休克、死亡，抢救成功率极低。

心脏破裂与心肌的状态有关，在向患者解释发病原理时，医生常这样比喻：在煮肉时，厨师常会用筷子扎肉来判断肉是否已经煮熟。新鲜的肉，质地坚韧，很难用筷子扎透；而完全煮熟的肉，质地变得松软，筷子可以轻易将其穿透。

再来看心肌：心脏每分钟的泵血量高达 5L，每天收缩、舒张约 10 万次，这都依赖于强大的心脏肌肉力量。正常情况下，心肌坚韧、有力；当发生急性心肌梗死时，局部心肌供血中断、心肌细胞坏死，进而心肌变薄、功能失调，最终可能会发生心脏破裂（见图 1-12）。

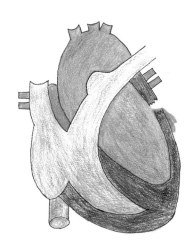

图 1-12　心脏破裂

虽然心脏破裂的总体发生率不高，仅约 3%，甚至更低，然而一旦发生，则很难抢救成功。因为在极短的时间内，心脏内的血液会填满整个心包，造成严重的心包填塞而致死。

心脏破裂与患者病情、治疗时机和临床用药等诸多因素相关。病例二患者的死亡原因正是心脏破裂。实际上，心脏破裂也是急性心肌梗死的并发症之一。

（3）急性心力衰竭

众所周知，心脏如同一只"泵"，通过收缩－舒张运动，将动脉血液泵至全身各大器官，使其得到滋养并发挥正常的生理功能，但前提是心脏有足够的力量来完成泵血的过程，即收缩和舒张功能正常。

打个比方：幼童很难用手举起 5kg 的重物，而成人却可轻而易举地完成，这就源于成人强大的上肢肌肉力量。心脏亦如此，一些致病因素，如冠心病、高血压、病毒、酒精、药物等均能损伤心肌细胞，导致心肌细胞失去正常的收缩－舒张功能，无法满足正常的身体需要，继而患者可能会出现乏力、呼吸困难甚至休克、死亡的现象，这个过程就是心力衰竭。

急性心肌梗死是导致急性心力衰竭较常见的病因之一，其机制亦不难理解。与其他身体器官一样，心肌细胞也时刻需要动脉血液的滋养。当发生急性心肌梗死时，冠状动脉完全闭塞，导致心肌细胞失去动脉血液的滋养。在最初的数分钟内，心肌细胞便会因缺血而出现心绞痛的症状；约半小时之后，心肌细胞便开始出现少量坏死，如果及时疏通阻塞的血管，缺血的损伤就可能得到逆转，使心肌细胞的功能恢复；但若持续中断血供超过 1～2 小时，心肌细胞则会发生不可逆性的坏死，而且缺血时间越长，坏死的心肌细胞数量也就越多。

若心肌细胞因缺血而大量坏死，就会导致心脏泵血功能（收缩和舒张功能）下降。当心肌的坏死面积达 20% 以上时，会出现急性心力衰竭，表现为呼吸困难、咳嗽、咳红色泡沫样痰等；当坏死面积达 40% 以上时，可能会发生休克，出现低血压、四肢冰冷、意识淡漠等表现，重症者可能直接猝死。

医生无法控制患者发病的缓急，也无法预防疾病的所有并发症，但能做到的是，在危急时刻采取最积极的治疗方式，防患于未然。对于急性心肌梗死的治疗依然如此，关键在于"快"。心脏科医生时刻强调"时间就是生命，时间就是心肌"，以最快的速度开通完全闭塞的冠状动脉，恢复对心肌的血液供应，才是预防猝死的关键所在。

七、小心急性心肌梗死的4种并发症

就在撰写这篇文章的前一天，我所负责病房的一名急性心肌梗死患者出现了一种不太常见的并发症。

张大娘年近 80 岁，突患急性心肌梗死，急诊手术后恢复得不错，亦无明显不适症状。时值五一劳动节，主治医生为她预约了五一当天出院。

当天早上，我给她打印了出院小结，交代了如何用药和随诊等事项后，张大娘高高兴兴地回家了。没想到的是，刚过午后，张大娘就又被家属用轮椅推回了病房。"张大娘出院时的状态不错啊，怎么又回来了？"我疑惑不解。

原来事情是这样：张大娘大病初愈，中午时分，家人一起聚餐庆祝，张大娘兴奋之余，突发胸闷、心慌，瞬间大汗淋漓。家人见势不妙，赶紧推着她重返病房。

如果在急性心肌梗死后突发胸闷、气短、心慌等症状，多数为心力衰竭或心律失常。但在对张大娘进行检查后发现，她并无心力衰竭和心律失常。那会是什么原因呢？思考时，一个重要体征提醒了我：在她的心脏附近区域听诊时，可闻及明显的心脏杂音，呼啸作响。

在正常状态下，心脏跳动时会产生有规律的心音：咚嗒，咚嗒……然而，当心脏结构发生异常时，会伴有额外的杂音，如呼呼的吹风声，多见于瓣膜疾病和心肌疾病。试想一下：北风呼啸，吹打窗户，此时，如果窗户密封不严，便会产生呼呼的风声。心脏同样如此，如果心脏瓣膜狭窄或关闭不全、室间隔穿孔等，也会诱发异样的心脏杂音。

听诊结束，我回想到 10 年前遇见的相似病例，同样是一名年迈女性，也是同样的心脏杂音，在同样的位置听到。我果断安排张大娘做了心脏超声检查，结果证实了我的诊断：室间隔穿孔。我立即联系了外科医生，为张大娘安排了室间隔缺损封堵手术。

下面就为大家详细说几个急性心肌梗死的并发症。

（1）室间隔穿孔

室间隔穿孔是急性心肌梗死的并发症之一，其总体发病率不高，约0.5%～2%，低于心脏破裂。那么，什么是室间隔穿孔呢？

医生常把心脏比作一套四居室的房间，包括左心房、右心房、左心室、右心室。左心房和左心室通过二尖瓣互通，右心房和右心室通过三尖瓣互通。外周回流的静脉血液通过上、下腔静脉汇入右心房，经三尖瓣至右心室；然后通过右心室直接射入肺循环系统与氧气结合，把静脉血变为动脉血汇入左心房；再通过二尖瓣流至左心室，最终将动脉血射入身体各大器官（见图1-13）。

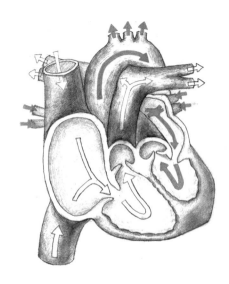

图 1-13　心脏血流示意图

不难看出，左心房和右心房之间、左心室和右心室之间不直接相通，中间分别被房间隔、室间隔隔开，正如四居室房间的墙壁一样，而瓣膜更像是房门。

正所谓：城门失火，殃及池鱼。部分急性心肌梗死可导致室间隔供血中断，使室间隔失去原有的韧性而破裂，即发生室间隔穿孔（见图1-14）。其实这也算是一种心脏破裂的类型，只不过多数室间隔穿孔并不会直接导致猝死。但是，左心室的血液会直接喷射到右心室，最终造成心力衰竭。在治疗上，需要通过外科技术手段，将破损的室间隔重新"缝补"起来，就像房间的墙壁倒了，要重新砌上新砖一样。

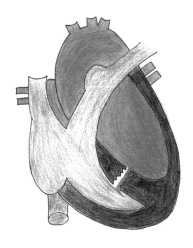

图 1-14　室间隔穿孔

（2）乳头肌断裂或功能失调

在心脏这套"四居室的房子"里，心房和心室是卧室，心脏瓣膜是房门，乳头肌则类似房门的合页。当发生急性心肌梗死时，乳头肌严重缺血，致其断裂或功能失调，最终导致二尖瓣脱垂或关闭不全（见图 1-15）。这就如同合页损坏，会导致房门关闭不严一样。

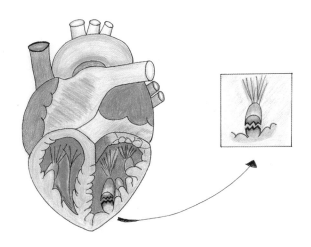

图 1-15　乳头肌断裂

乳头肌断裂或功能失调的总体发生率可高达 50%，但乳头肌整体断裂极为少见，一旦发生，极易导致急性心力衰竭，约 1/3 的患者会在短时间内死亡。

（3）血栓栓塞

急性心肌梗死时，由于局部心肌坏死，使心肌的收缩能力失去整体协调性，动脉血液易在坏死区发生"湍流"，从而形成心室附壁血栓（见图 1-16）。血栓形成后，如果持续黏附在心室内壁上，那么患者本身不会出现明显症状。然而，血栓一旦脱落，便会随着血流栓塞到大脑或外周等重要组织器官，造成血栓栓塞，如脑栓塞等，重者可能会危及生命。

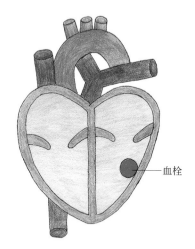

血栓

图 1-16　心室附壁血栓

血栓栓塞的总体发病率在 1%~3%，多见于急性前壁心肌梗死患者。为了及早发现是否存在心室附壁血栓，医生多建议急性心肌梗死患者，尤其是急性前壁心肌梗死患者，在出院后 1 个月左右复查心脏超声。

一旦发现血栓块，多数患者要服用抗凝药物将其逐渐"分解"，服药时间一般至少为 3~6 个月。

（4）室壁瘤

心肌供血中断，会导致局部心肌坏死、变薄，较大的心室压力便使室壁向外突起，这就是室壁瘤。就像自行车轮胎的局部过度磨损后，会发生"鼓包"的现象一样。一般可通过心脏彩超检查发现这一变化（见图 1-17）。

室壁瘤多发生于急性前壁心肌梗死患者，总体发生率为 5%~20%。

室壁瘤是急性心肌梗死后最常出现的心脏结构变化。为对抗心脏结构变化，医生常会为患者开具血管紧张素转换酶抑制剂和 β 受体阻滞剂❶，来预防或阻止其进展。这也是急性心肌梗死患者即便未合并高血压，却依然要服用这类药物的原因。

---

❶ 血管紧张素转换酶抑制剂是普利类药物，其代表药物有福辛普利、培哚普利等；β 受体阻滞剂是洛尔类药物，其代表药物有美托洛尔、比索洛尔等。这些药物都是常用的降压药。

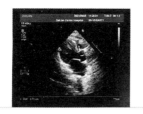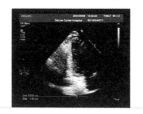

诊断：
  1. 二尖瓣、主动脉瓣退行性变
  2. 左房大
  3. 左室壁节段性运动异常
  4. 左室心尖室壁瘤合并血栓形成
  5. 左室收缩功能：减低；左室舒张功能：I 级

图 1-17　室壁瘤超声图

如上，为大家介绍了几种急性心肌梗死相对常见的临床并发症。现如今，医疗技术在飞速发展，医生对疾病的认知程度越来越高，急性心肌梗死并发症的发生率也在逐渐下降。然而，患者病情的轻重缓急各不相同，每个人对急性心肌梗死的耐受程度亦不相同。因此，解决各种并发症的关键在于早发现、早诊断、早治疗，才能让患者获得更好的预后效果。

八、医生竟然能通过"相面"诊断冠心病

不少朋友在看到这篇文章的标题后可能会嗤之以鼻：医生还会相面？难道说医生会卜卦，精通未卜先知之术？

当然不是，此"相面"非彼"相面"。

大梅本来是陪老父亲来医院看病的。她的父亲今年 80 多岁，被诊断为冠心病，在住院期间安装了一枚心脏支架。大梅性格开朗，在陪护期间，她经常与我沟通病情，一来二去，便逐渐熟悉起来。她曾问我冠心病是不是有遗传倾向，说自己也有过胸闷的症状，但一直没在意，问我是否需要检查。

通过大梅的描述，其症状表现很像是冠心病，而且，她的外貌细节特征给了我一个重要的提示——耳垂皱褶。大梅听从建议，做了冠状动脉增强 CT 检查，结果显示，冠状动脉左前降支发生重度狭窄。还好发现及时，在服用一段时间药物之后，大梅的胸闷症状再未发生。

由此可见，通过面部特征——耳垂皱褶，可辅助诊断冠心病。那么，奇妙的耳垂皱褶到底有什么玄机呢？

人的耳廓形态各异，但多数人的耳垂部是柔软平滑的，不会出现明显的皱褶。一旦出现皱褶，则可能提示罹患冠心病，该观点在 1973 年由弗兰克（Frank）首次提出。Frank 认为，耳垂皱褶可作为早期诊断冠心病的外貌标志。因此，耳垂皱褶征也被称为 Frank 征（见图 1-18）。

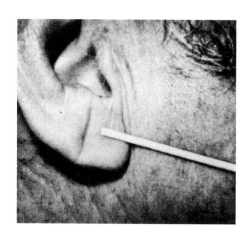

图 1-18　Frank 征

此后，关于耳垂皱褶的医学研究相继出现。1990 年，日本专家石井医生通过研究发现，耳垂皱褶与主动脉、冠状动脉粥样硬化关系密切。

从解剖学角度分析，耳垂的结构较为特殊，是耳廓上唯一无软骨的部位，虽局部单薄，但血运丰富。动脉粥样硬化是全身性疾病，可发生在冠状动脉处（导致冠心病），亦可以发生在耳垂的动脉处，后者则可能导致皮肤老化或出现皱褶。有学者认为，冠心病患者的真皮下组织缺乏基质，可发生胶原纤维和弹性纤维退化或断裂，继而形成皱褶。

不过，关于耳垂皱褶的机制众说纷纭。临床观察发现，并不是所有出现耳垂皱褶的人都罹患了冠心病。

优秀的医生都会"相面"。其实，这项本领是诊断学的基本功。中医讲究"望、闻、问、切"，西医讲究"视、触、叩、听"。其中，"望"和"视"都是通过观察患者的外貌体征、行为体态来辅助诊断疾病的。

九、单凭心电图能诊断冠心病吗？

众所周知，心电图检查是临床较常用的检查项目之一，花费少、操作简单，可以说是诊断心脏疾病的必备基础检查。正因如此，也让很多人戴上了"冠心病"这顶沉重的帽子，可是，心电图异常就真的是冠心病吗？

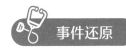 事件还原

一天，门诊来了一名 60 岁左右的钱女士，她因胸部刺痛 3 天前来就诊。她的病史简单明了：不知不觉中出现了胸痛的症状，疼痛仅局限于一点，只要用手指轻轻按压便会诱发剧烈的疼痛。根据她的症状和体征不难做出诊断，这是一例典型的肋软骨炎。

我跟钱女士解释说，不必过多理会，服用镇痛药即可。可钱女士却不以为然，直接否定了我的判断，并坚持认为自己得了冠心病。一边说，一边从包中拿出了她的证据——心电图。心电图报告称：窦性心律、T 波改变，考虑心肌缺血。接着，钱女士强调，诊所医生说心肌缺血就意味着很可能是冠心病，让她赶紧到三甲医院明确诊断。

可是，单凭这张心电图报告，冠心病的诊断能成立吗？

小小一张心电图，的确能为医生提供快速、有效的参考，从一定程度上发挥了"以小博大"的功效。在做心电图时，患者平躺在检查床上，裸露出前胸、

手腕、脚腕，连接上导联电极，其中前胸处有 6 个导联球，手腕和脚腕上共 4 个导联夹子，因其能同时记录心脏 12 个方向的电流图形，故又称为 "12 导联心电图"（见图 1-19）。在诊断冠心病时，有时要在右胸、后背处再增加 6 个导联球，此时称为 "18 导联心电图"。

由此看出，心电图有 3 个关键词——心脏、电流、图形，即由心脏产生电流而形成的图形。

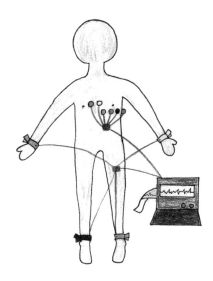

图 1-19　心电图检查示意图

尽管现如今的心电图机小巧便捷，不仅记录清晰、抗干扰能力强，还具备自动分析和初步诊断功能。可是，心电图机的电脑系统并不具备人类敏锐的判断能力，其内置的自动分析系统做出的临床诊断也不完全靠谱。

正如文中钱女士的情况：心电图机根据 T 波改变的表现，自动判断为心肌缺血，钱女士便以为自己得了冠心病。实则完全错误，T 波改变不是只见于冠心病，药物、电解质浓度、高血压等因素都能引起 T 波改变，甚至健康者亦有可能出现轻度的 T 波改变。

因此，提醒各位读者：永远不要单凭一张心电图来诊断冠心病。

或许您会有疑问：既然通过心电图不能确诊任何一种心脏病，那为什么还要检查这一项呢？其实，不光是心电图，基本上所有的临床检查项目都是在为医生提供诊断依据，医生还要结合病史、发病特点以及各项辅助检查的结果，才能最终明确诊断某种疾病。

那么，心电图到底有什么诊断意义呢？归纳一下，大致有以下三点。

（1）辅助诊断冠心病，包括心绞痛和急性心肌梗死

出现急性心肌梗死时，心电图常会发生 T 波高尖、ST 段抬高、Q 波形成等特殊的形态学变化。当医生怀疑患者是急性心肌梗死时，首先要检查的便是心电图。而且，心电图常呈动态变化，在不同时刻，心电图亦会有不同的图形表现，部分患者在发病早期，心电图可能并不会出现上述的典型变化。所以，医生常会建议患者间隔一段时间复查心电图，一方面帮助明确诊断，另一方面帮助分析心肌梗死的发生部位。

通常情况下，医生通过分析患者症状，结合心电图特点，能确诊大多数的急性心肌梗死。但事无绝对，其他类型的心脏病常会"模拟"急性心肌梗死的发病过程及心电图特点，如应激性心肌病等。这亦再次证明一个事实：单凭一张心电图，无法百分之百地确诊冠心病。

当发生心绞痛时，心电图常会出现 ST 段压低、T 波异常等变化，但在病情缓解期，心电图可能完全正常。若要诊断心绞痛，常需要通过一些方式诱发心电图的异常变化，这个检查项目称为"心电图运动负荷试验"，简单来说，就是在患者运动时检查心电图。

在本节"为什么心绞痛常在运动时发作，在休息时缓解呢？"一文中已提及过：心绞痛多在运动时诱发，而心电图运动负荷试验正是检测患者在运动中的心电图变化，从而达到明确诊断的目的。

不过，心电图运动负荷试验在诊断心绞痛方面仍有一定的局限性，该检查更适合于稳定型心绞痛患者。所以说，即便是心绞痛患者，心电图运动负荷试验亦有约 30% 的漏诊率。多数情况下，医生常通过心电图运动负荷试验来筛查疑似稳定型心绞痛、冠状动脉微血管功能异常的人群，或者用来评价冠心病患者的活动耐量等。

（2）评估心律失常

心律失常的患者一般会有心悸、心慌的症状，只要在发作时检查心电图，捕捉到异常的电流信号，即可明确诊断。但遗憾的是，心电图只能记录数十秒的心脏电流情况，而很多心律失常是间歇性发作的，有时发作转瞬即逝，有时持续数天或更长时间。如果在检查期没有发病，心电图结果就可能是完全正常的，那应该怎么办呢？

这就不得不说到动态心电图了。如果说心电图运动负荷试验是在运动时检查心电图，那么动态心电图就相当于时刻都在检查心电图。动态心电图，又称Holter，如此命名是为了纪念它的发明者——美国科学家 Norman Jefferis Holter。

如今，Holter 已发展成像手机移动电源一样的大小，携带方便，可同步监测患者 24 小时甚至更长时间的心电信号。在记录期间，如果患者发生过心律失常，心电信号会自动记录在储存卡内。医生取卡后，利用电脑软件对患者的心电图进行分析，便可得出结论。

因此，Holter 是一部可随身携带的心电图机，它能不间断地记录心电信号，将佩戴时出现过的异常心律全部捕捉到。

（3）辅助诊断心脏结构异常、心肌炎、心包炎等疾病

通过心电图的异常变化，能辅助判断心脏结构异常，包括心房增大、心室肥大、室壁瘤等疾病；在急性心肌炎、心包炎发作期，心电图同样会记录到一些特殊的变化，如 ST 段抬高、T 波改变等。然而，心电图对于诊断这些疾病的敏感度并不高，往往需要结合心脏超声等检查来进一步明确诊断。

子曰："工欲善其事，必先利其器。"各种医疗仪器的发明的确为医生提供了诸多强大的诊断工具，然而仪器始终是配角，医生才是真正的主角。医生通过对疾病的临床特点、发病机制以及治疗方案的准确把握，再借以各种仪器的辅助作用，才能更好地为人类的健康事业保驾护航。

十、肌钙蛋白升高，一定是急性心肌梗死吗？

医生经常会遇到患者这样提问：

"大夫，我的肌钙蛋白高了，是不是得了急性心肌梗死？

"大夫，我已经抽血化验了肌钙蛋白，您怎么又开了一次检查单，是不是开错了啊？

"大夫，我最近几个月总是犯胸痛，担心得了急性心肌梗死。我听说有个叫作肌钙蛋白的化验项目，一查便能确诊，您能帮我开个化验单子吗？"

这三种问题反复提及了一个词语——肌钙蛋白。到底什么是肌钙蛋白，肌

钙蛋白又有何用途呢？

肌钙蛋白是肌肉收缩的调节蛋白，位于收缩蛋白的细肌丝上，在肌肉收缩和舒张过程中起着重要的调节作用，其中，心肌肌钙蛋白仅存在于心肌细胞中。当急性心肌梗死时，心肌细胞因血液供应中断而坏死，肌钙蛋白便会从心肌纤维上降解下来，并释放入血液，导致血液中的肌钙蛋白升高。

所以急性心肌梗死发作时，基本上所有患者血液中的肌钙蛋白都会出现一定程度的升高，因此肌钙蛋白成为诊断急性心肌梗死的重要指标。然而，肌钙蛋白并不能作为诊断急性心肌梗死的唯一标准。

我在急诊科轮转时，遇到过一名中年女性患者，因为家人去世，悲痛至极，剧烈的情绪变化诱发了剧烈的胸痛。从临床症状到心电图、肌钙蛋白等结果，均符合急性心肌梗死的表现。但经冠状动脉造影检查发现，心脏血管完全正常，这就意味着该患者并非得了急性心肌梗死。其实，这是一例"应激性心肌病"。

那为什么这名患者的肌钙蛋白会升高呢？

其实，肌钙蛋白是反应心肌损伤的特异性标志物，只要心肌细胞受损，该指标就会升高。比如，当急性心肌梗死时，心肌细胞便会缺血、损伤并坏死，导致肌钙蛋白升高；当应激性心肌病急性发作时，心肌细胞同样受到损伤，肌钙蛋白也会因此而升高；当发生急性心肌炎时，病毒作用于心肌细胞，同样会导致肌钙蛋白升高；甚至当人体受到高压电击后，心肌细胞也会受损而导致肌钙蛋白升高。

除了心脏疾病之外，急性肺动脉栓塞、尿毒症、休克、中毒等，亦都可能会导致血液中的肌钙蛋白升高，故将肌钙蛋白升高作为急性心肌梗死的确诊标准往往是不靠谱的，它只是一个极为重要的参考指标而已。

在急性心肌梗死的发作期，肌钙蛋白的浓度有着一定的演变规律：在发作的即刻并不升高，多在发作后 3～4 小时开始升高，1～2 天达到峰值，1～2 周后逐渐降至正常范围内。

这就不难解答开篇所提到的患者们的疑问了：

肌钙蛋白升高不见得是急性心肌梗死，其他疾病同样可以导致肌钙蛋白升高；

急性心肌梗死发作初期，肌钙蛋白可以完全正常，发作 3～4 小时之后才逐渐开始升高，这也是让患者复查肌钙蛋白的主要原因；

肌钙蛋白升高的持续时间多在急性心肌梗死发作后的 1~2 周内，此后恢复正常。因此，即便是患上了心肌梗死，数月后，肌钙蛋白也会恢复至正常范围内，除非近期又新发了心肌梗死。

十一、让医生看得更清楚的检查——冠状动脉造影术

血管系统在体内纵横交错地排列着，如果将一个人体内的所有血管首尾相连，足以围绕地球两圈半。浅表的静脉，肉眼即见；粗大的动脉，有些用手指便能触及搏动。对于诊断疾病来说，还是要借助一些技术手段。医生通过多普勒超声可以探测到浅表血管的内部结构，判断是否有斑块和血栓等问题。但对于身体内部的血管而言，多普勒超声就无能为力了，尤其是心脏表面的冠状动脉，隔着一层厚厚的胸壁，超声波根本无法探及这些血管内部的结构和病变情况。

此后的冠状动脉 CT 血管成像，初步解决了多普勒超声无法解决的难题。只需在静脉血管内注入含碘造影剂，结合普通 CT 成像，便可轻而易举地探查冠状动脉的内部结构。但遗憾的是，如果冠状动脉严重钙化，或者受检者心率较快，则可能无法将冠状动脉的影像清晰地展现，而且这项技术所展现的只是静态的图像，以上这些因素都是冠状动脉 CT 血管成像无法替代冠状动脉造影术的主要原因。

提及冠状动脉造影术（CAG），患者往往和"手术"联系在一起，闻之色变，这也是多数患者拒绝冠状动脉造影检查的首要原因。事实上，当了解了冠状动脉造影术的大概步骤后，会发现造影并没有那么可怕。整个造影过程大致可分为以下三个步骤。

第一步：在体外搭建一条与血管相通的路径。

最常用的部位是手腕处的桡动脉和大腿根部的股动脉。经过局部麻醉后，在穿刺处插入一根软管（称为"外鞘管"）。外鞘管上有阀门开关，打开阀门后，动脉血可流至体外，造影剂亦可用注射泵通过鞘管被推送到冠状动脉内部（见图 1-20）。

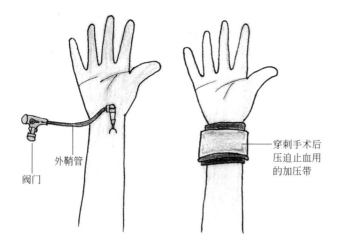

阀门

外鞘管

穿刺手术后
压迫止血用
的加压带

图 1-20　桡动脉穿刺

第二步：建立体外与冠状动脉的连接管道。

这是至关重要的一步。在穿刺处植入外鞘管后，沿着动脉血管的走形，将长约 1m 的软管送至冠状动脉开口处，建立一条由体外直接抵达冠状动脉的通道（见图 1-21）。

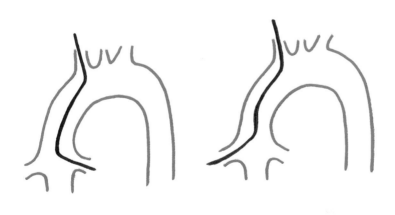

图 1-21　造影
管所到冠状动脉
位置图

第三步：推送造影剂，获取冠状动脉影像图。

碘造影剂是最重要的显影媒介。在整个造影过程中，造影机器扮演着实时 X 射线透视仪的角色，就像平素做胸部 X 射线透视一样。普通的 X 射线透视，医生只能看到骨骼的影像，冠状动脉并不能显影。然而，当血管内注入碘造影剂时，经过 X 射线照射后，血管便可显现出一条条黑色的影像（见图 1-22）。

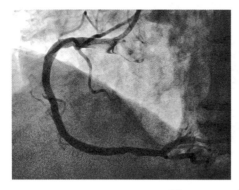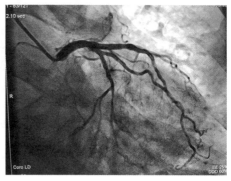

图 1-22　冠状动脉影像图

　　用注射泵抽取适量的碘造影剂，通过已搭建完备的通道，直接把造影剂推送到冠状动脉内部。如此一来，碘造影剂就可以在 X 射线透视下显影了。

　　如果冠状动脉内有粥样硬化斑块，那么造影剂流经之处便会显现出不均匀的影像；如果血管完全闭塞，则会出现显影中断的情况。医生通过调整 X 射线发射探头的位置，还可多角度地动态观察血管影像，冠状动脉的分布状况和狭窄程度可以完美地呈现出来。

　　通过冠状动脉造影检查，医生可看清整体的冠状动脉影像图，判断血管的狭窄程度，估算粥样硬化斑块的体积，再结合血管内超声等影像技术，甚至可辨别斑块的成分、性质，为冠心病的诊断和治疗提供准确的指导建议。

　　整个造影过程都是微创的，只需在穿刺部位局部麻醉即可。检查前不必空腹，但也不要暴饮暴食。患者在手术过程中是完全清醒的，能随时和医生沟通交流。

　　当然，并非所有人都能安全地进行冠状动脉造影检查。常见的禁忌证包括：不明原因的发热、未治疗的感染、严重的活动期出血、严重的造影剂过敏等。医生会综合评价患者的状态和疾病的特点，在必要时选择在恰当的时机为患者进行冠状动脉造影检查。

十二、冠状动脉造影术常见的5类并发症

　　曾有手术经历的朋友一定深有体会：在麻醉和手术前，医生都会向患者讲

述一系列可能出现的问题，甚至告知会有生命危险，这往往让患者惶恐不安。其实，这是常规的手术程序，也是医患沟通的重要内容，因为任何一项手术都并非绝对安全，包括冠状动脉造影术。

冠状动脉造影术是微创手术，不用开刀，在手腕上或大腿上穿刺动脉血管即可完成。术前和患者沟通时，为了便于患者理解，医生常解释说："冠状动脉造影术的风险比阑尾炎手术都小得多"。实际上的确如此，冠状动脉造影术出现并发症的总体概率较低。但是，发生率再低，也不代表零风险。在冠状动脉造影术的术中和术后，依然可能会出现一些临床并发症。

下面，为大家列举几个常见的并发症。

1．穿刺处血管相关并发症

（1）穿刺部位出血

不管是在手腕处（桡动脉）穿刺，还是在大腿根处（股动脉）穿刺，穿刺部位出血是最常见的术后并发症。因为动脉血液的压力很大，可能会从穿刺的缝隙处流至周围的皮肤组织之下，造成穿刺处周围淤血（见图1-23）。不过，经过一段时间后，淤血多会被完全吸收，并不会留有后遗症。

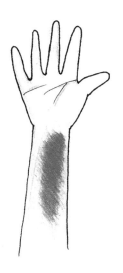

图1-23　桡动脉穿刺后淤血

要注意的是，如果下肢的股动脉穿刺处发生出血，严重的可能导致腹膜后大量出血，从而引发不同程度的贫血，甚至导致死亡。因此，临床上首选穿刺上肢桡动脉，其发生并发症的概率较小，术后患者也不必严格卧床[1]。

（2）动静脉瘘

动静脉瘘多发生在下肢。因为在股动脉穿刺区，股动脉紧邻着股静脉，在穿刺时可能会将动脉、静脉直接贯穿，导致动脉和静脉直接相通，形成一个"瘘道"，使动脉血液流入静脉（见图1-24）。如发生动静脉瘘，则要重新加压包扎，通过外力将"瘘道"压迫关闭，重症者可能要注射药物使其局部封闭，或施行外科手术。

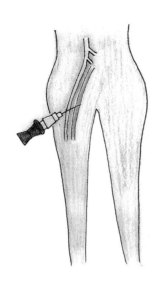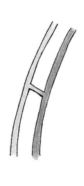

图 1-24　动静脉瘘

2. 栓塞并发症

施行造影术要使用造影导管、导引钢丝等器械。对于血管来说，上述器械都属于较硬的异物。如果动脉血管壁上有粥样硬化斑块，当接触到导管等硬物时，很有可能致其脱落，导致斑块随着血流方向移动，极易造成大脑或外周组织栓塞。在抽吸血栓或使用球囊扩张时，同样可能导致血栓脱落。

另外，在推注造影剂时，如果造影剂中混有空气，还会造成"空气栓塞"，重者可引起严重心律失常，甚至导致心脏骤停。

---

[1]　在以往，经股动脉穿刺术后，患者要至少平卧12~24小时，其间会出现明显的不适感；现在有股动脉封堵器技术，患者只需在术后平卧4~6小时即可。但总体来说，施行下肢穿刺术的并发症发生率略高，患者还易出现明显的不适感。

3.造影剂相关并发症

（1）造影剂过敏

造影剂过敏现象并不罕见。轻者可出现面色潮红、周身红痒等；重者可发生过敏性休克，甚至死亡。但通常情况下，如果及时发现过敏现象，并对症处理，一般不会对身体造成严重的不良影响。

（2）造影剂肾病

部分患者在接受造影术后会出现肾功能减退的现象，抽血化验可见血肌酐明显升高（升高幅度 > 25%）。但这种现象在既往肾功能正常者身上鲜有发生，而在既往有肾功能减退病史者中的发生率约5%。因此，对于那些肾功能异常的患者，医生常在造影术前通过充分"水化"的方式来给患者身体补液，降低造影剂肾病的发生风险。

十三、冠脉CT能替代冠状动脉造影术吗?

CT是广为人知的放射科检查项目，相信您即便是没检查过CT，也必然听说过。在检查时，患者只需要躺在检查床上，通过机器移动就可以完成CT检查。不过数分钟时间，便可探查大脑、肺、肝、骨骼等的结构，明确是否有肿瘤、炎症等问题。除了低剂量的放射线电离辐射之外，对人体基本无害，且无创、无痛、成像清晰，在诊断部分疾病方面甚至有取代普通X射线的势头，尤其是诊断广为人知的肺结节。

普通CT有一个劣势——无法探查血管的病变，倘若部分节段的血管已经完全闭塞，CT则无法探知，包括心脏的冠状动脉。为了弥补这一缺憾，科学家们不断探索，最终发现，如果在血管内注入一种含碘的造影剂，血管的形态便会在电脑终端完美显现，包括血管的粗细、解剖走形、是否存在粥样硬化斑块和狭窄等问题。这个检查就是冠状动脉CT血管成像，简称冠脉CT。

冠脉CT自20世纪90年代末开始应用，历经20余年的发展，已成为筛查冠心病较为安全可靠的手段之一。冠脉CT的检查过程十分简便，和普通CT检查的主要区别在于，检查前需要在胳膊的静脉上埋一枚留置针，以便于在检查中向血管内注入碘造影剂。检查费用在 1500 元左右，门诊即可预约。

哪些人适合选择冠脉 CT 呢？根据国内相关专家的共识及资料记载，结合个人的临床经验，总结为以下四类人群。

① 疑诊冠心病，尤其是不能接受或配合冠状动脉造影术者。

冠状动脉造影术被誉为诊断冠心病的"金标准"，但要住院检查，且费用较高，还要到专门的介入导管手术室检查，部分患者对其有恐惧心理。

② 低概率冠心病发生风险者。

如果胸痛症状不符合冠心病的典型表现，经医生判断罹患冠心病的概率较低，可选择冠脉 CT 进一步筛查。

③ 具备多项冠心病风险因素者，可考虑将其作为常规的体检筛查项目。

④ 已发现冠状动脉粥样硬化斑块，经过系统治疗，要复查斑块变化者。

鉴于部分冠心病具有发病隐匿、症状不典型的特点，建议即便没有不适症状，但若合并两项以上冠心病危险因素（包括高血压、高血脂、糖尿病、高尿酸血症、吸烟、肥胖、有冠心病家族史或男性 ≥ 45 岁、女性 ≥ 55 岁），可考虑将冠脉 CT 作为常规体检项目来筛查冠心病。

然而，冠脉 CT 也有以下缺点，同样值得关注。

① 部分人的冠状动脉血管壁已严重钙化，CT 成像所产生的钙化伪影会影响医生对冠状动脉粥样硬化斑块的评价，甚至无法准确判断冠状动脉管腔的狭窄程度，故不建议冠状动脉严重钙化的人群进行冠脉 CT 检查。

至于冠状动脉是否存在严重钙化，有时是可以预判的，因为普通 CT 成像就能发现血管钙化影。如果之前进行肺部 CT 等检查时发现血管出现了严重钙化，就尽量不要选择冠脉 CT 了。

单从这个角度分析，冠脉 CT 就无法完全替代冠状动脉造影检查。

② 心率过快和心律不齐可引起运动伪影，导致无法准确判断冠状动脉血管的狭窄情况。比如房颤患者、心动过速者，在检查前可能要服用美托洛尔等药物来控制心率，最好将心率控制在 70 次 / 分以下。

不过，心率过快和心律不齐对 CT 成像结果判读的影响也受设备条件和医生经验的限制。

③ 植入心脏支架后，可通过冠脉 CT 来评价血管是否通畅、是否存在新发的病变。但是，金属支架所产生的晕状伪影可能会影响医生对结果的判读，尤

其是支架直径＜3mm者。

④ 由于放射线的电离辐射问题，不推荐小于 18 岁的人群及孕妇进行检查。

⑤ 由于检查时要静脉推注含碘的造影剂，故不建议有碘剂过敏史者（如果对海鲜过敏，一般可能对碘剂也过敏）、严重肾功能不良者、严重甲状腺功能亢进者进行冠脉 CT 检查。

对于那些被高度怀疑是冠心病又不能接受冠状动脉造影术的人来说，冠脉 CT 是唯一的选择。然而，冠脉 CT 永远无法完全替代冠状动脉造影术。对于那些症状典型，且被高度怀疑是冠心病的人来说，还是建议优先选择冠状动脉造影术，其显影更加清晰，结果更加可靠，而且一旦发现血管有严重狭窄，可以直接安装心脏支架。

十四、在进行造影或冠脉CT检查前，必须停用几天二甲双胍吗？

事件还原

柳先生是一名糖尿病患者。多年前，他因突发胸痛于当地基层医院就诊，医生建议他先完善心脏冠状动脉造影或冠脉 CT 检查，再来确定是否患有冠心病。柳先生恐惧冠状动脉造影检查，故选择了后者。然而，在缴费预约时，却被放射科的医生拒绝了。

原来，柳先生一直通过服用二甲双胍来控制血糖。可放射科的医生说，正在口服二甲双胍的患者，不能立即进行冠脉 CT 或造影检查，必须停药 2~3 天。柳先生心急如焚，岂能等待数日，遂到我的门诊咨询如何解决这个问题。我浏览了柳先生近期的化验检查结果，直接告诉他：完全可以立即检查。

为何当地基层医院拒绝了柳先生的检查申请？而我却果断允许柳先生即刻检查呢？

先来说造影剂，含碘的造影剂是冠脉 CT 和造影检查的必需原材料。当向血管内注射造影剂后，在放射线的照射下，血管可呈现出一条黑色影像图，借以判断血管是否狭窄。碘造影剂是大分子物质，注入体内后可能会造成肾损害，临床上称之为"造影剂肾病"。正常人群中，造影剂肾病的发生率极低；已有肾损害的患者中，发生造影剂肾病的概率约为 5%。

但这又如何与二甲双胍牵扯上关系呢？其实是源于二甲双胍的代谢路径问题。当患者口服二甲双胍后，该药物会经身体吸收并通过肾脏排泄。当肾功能损害时，可能会造成二甲双胍在体内蓄积，而蓄积的二甲双胍一方面会促进血乳酸的生成，另一方面会阻碍血乳酸的代谢，造成血乳酸增高，该过程称为"二甲双胍相关性乳酸酸中毒"。这种情况一旦发生，死亡率就会高达 30%～50%。

由此不难得出结论：如果患者正在服用二甲双胍，是否会造成致命性乳酸酸中毒，主要取决于患者的肾功能状态。如果肾功能异常，便容易发生造影剂肾病，服用二甲双胍会增加二甲双胍相关性乳酸酸中毒的发生率；反之，如果肾功能正常，则不易发生造影剂肾病，即便服用了二甲双胍，也很难发生二甲双胍相关性乳酸酸中毒。

对此，《二甲双胍临床应用专家共识（2018 年版）》已明确指出以下两点内容。

① 肾功能正常者，在造影前或检查时停用二甲双胍即可，在检查完至少 48 小时后复查肾功能，如果无异，则恢复使用二甲双胍。

② 肾功能异常者，要在注射碘化造影剂前 48 小时停用二甲双胍，在检查完至少 48 小时后复查肾功能，如果肾功能没有恶化趋势，则恢复使用二甲双胍。

回过头来，分析柳先生的病例：他虽然长期口服二甲双胍，但检查当时并未服用，而且柳先生的肾功能指标是完全正常的，所以我果断允许他进行冠脉 CT 检查。所以说，医生要综合分析患者的整体情况。

作为患者一方，也应该了解一些可以预防造影剂肾病的知识，具体如下。

① 做造影或冠脉 CT 之前，要抽血化验肾功能，判断有无肾功能异常，尤其是有糖尿病、高血压、高尿酸血症等病史的人群。

② 做造影或冠脉 CT 之后，要大量喝水，以促进造影剂排泄，进一步降低发生造影剂肾病的概率。

第三节 得了冠心病，该怎么办？

一、得了冠心病，应该怎么吃？

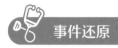

古语有云："民以食为天。"吃是人们生活的基本需求，也是物质和精神上的双重享受。可是，对老王来说，如此美好的事情却成了他的心病。

老王有一次在外地旅游时突发急性心肌梗死，于是在当地医院安装了一枚心脏支架，术后一切安好。医生告知老王冠心病与膳食模式的相关性，建议控制"大鱼大肉"的摄入，以清淡饮食为原则，并开玩笑说"下半生要吃得像兔子一样了"。

医生轻描淡写的一番话，老王却铭记于心。出院后，老王上网查阅了大量科普资料，证实了医生的说法和建议：饮食要低盐低脂、少油清淡。自此以后，不管三七二十一，老王干脆把肉给戒了，做菜只放少量橄榄油，不论早、午、晚餐，顶多吃八分饱，小吃、零食一概不碰。

半年后，老王的外貌发生了天翻地覆的变化：眼窝深陷、面黄肌瘦，整个人弱不禁风。复诊时，他被家人搀扶着走进诊室，在和他交流的过程中，我才得知事情的原委：老王说要做到医生说的"吃得像兔子一样"，不承想体质却越来越差，直至如此。

其实，是老王误解了医生的意思。

的确,"清淡饮食"是冠心病患者的基本饮食原则,但并不意味着不能吃肉。合理的膳食模式不但能保证人体的基础所需,还能降低患心血管疾病的风险。《黄帝内经》书:"谷肉果菜,食养尽之。无使过之,保其正也。"这段话告诉我们,在生病时必须注意饮食调养,以战胜病邪。

大量医学研究证实,饮食营养是影响心血管疾病的主要因素之一,合理而科学的膳食模式能降低心血管疾病的发生风险。比如,多食用鱼类、蔬菜、水果、豆制品以及富含亚油酸和钾的食物等,能显著降低患心血管疾病的风险;而多食富含饱和脂肪酸和反式脂肪酸的食品、大量饮酒或高盐饮食,能明显升高患心血管疾病的风险。

那么,何为健康的膳食模式呢?

其中,"地中海膳食模式"是备受营养学家推崇的膳食模式之一,有多项国际大型营养学研究数据的支持。其主要特征为:多吃水果(尤其是新鲜水果)、根茎类和绿叶蔬菜、全麦食品、深海鱼类(富含 $\omega-3$ 脂肪酸),少食用红肉,用低脂或无脂奶替代全脂奶等。

除此之外,还有"DASH 膳食模式",这是美国心脏协会推荐的一种防治高血压的膳食模式。其主要特征为:饮食要富含蔬菜、水果、家禽、鱼类和坚果,还包括适量低糖饮料和红肉类。

和地中海膳食模式相似,DASH 膳食模式中的脂肪含量较低,尤其是饱和脂肪酸的含量较低,钾、镁、钙和膳食纤维的含量较高。

归纳下来,合理而健康的膳食模式共包含如下几大要素。

(1)多样化饮食,有粗有细

《黄帝内经》提出:"五谷为养,五果为助,五畜为益,五菜为充,气味合而服之,以补精益气。"可见,医学家们早在几千年前就已提出饮食多样化的原则。值得注意的是,膳食指南中强调的主食为全谷物。与精制谷物不同,全谷物指的是未经加工的谷物,或虽经加工处理,但仍然保留与完整谷粒成分比例相同的谷物,富含膳食纤维、B 族维生素、维生素 E、矿物质等营养成分。遗憾的是,现在人们吃的多数精米、精面都是精加工后的食品,所含的 B 族维生素等营养成分几乎流失殆尽。

(2)提倡低脂肪饮食,避免食用含有反式脂肪酸的食品

不论是地中海膳食模式,还是 DASH 膳食模式,都是低饱和脂肪酸的膳食

模式。研究表明，这两种膳食模式能有效降低低密度脂蛋白胆固醇水平，从而进一步降低发生心血管疾病的风险。《中国居民膳食指南2016》建议，每日的食用油用量应控制在20~30g，尽量减少食用或不食用含有反式脂肪酸的食品，如油炸食品、起酥油饼干、人造黄油糕点等。

（3）多食用富含不饱和脂肪酸的食物，适当食用含有单不饱和脂肪酸的食物

鱼类含有丰富的不饱和脂肪酸，建议每周吃2次以上的鱼，每次吃150~200克。除营养师的处方外，不要随意补充鱼油制品。因为只有高纯度的鱼油才有降血脂（主要是甘油三酯）的作用，但市面上鲜有高纯度的鱼油。

（4）适量摄入胆固醇

胆固醇是合成细胞膜、激素等的必需原料，也是维持生命的重要物质。但血液中的胆固醇，尤其是低密度脂蛋白胆固醇，却是冠心病的主要致病元凶。所以，血脂要控制得既不能太高、亦不要过低，要维持在合理的范围之内❶。

食物是人体胆固醇的主要来源。目前，国内相关指南建议，每天的膳食胆固醇摄入量不超过300mg，约为1个鸡蛋黄所含的胆固醇量。有食用鸡蛋习惯的人，每日应不超过1个鸡蛋，此外要控制其他富含胆固醇食物的摄入量，如蟹黄、动物内脏等。

（5）每天食用水果、蔬菜

新鲜的蔬菜、水果能为机体提供大量的膳食纤维、维生素和矿物质，能辅助降脂、降压，建议每天食用400~500g的新鲜蔬菜、200~400g的水果。如果患有糖尿病，应适当控制水果的食用量。

（6）低盐、富钾饮食

高盐饮食能增高高血压及冠心病的发病率。低盐、富钾饮食，能帮助降低血压，并能降低高血压的发病率。建议每天的盐摄入量不超过6g，高血压者不超过5g。若无饮食摄入障碍，通过日常食用足量的蔬菜及水果，基本可以满足每日的钾需求量。

---

❶　从防治冠心病的角度来说，低密度脂蛋白胆固醇的数值越低越好，但也要满足人体生理所需的最低浓度。

（7）摄入足量的钙和镁

建议多喝牛奶、多吃蔬菜和水果，以保证钙、镁等重要矿物质的摄入。若身体不能耐受牛奶，可通过多食用豆制品来补钙。

（8）适量饮酒

建议戒酒或控制饮酒量。不推荐无饮酒爱好者通过饮酒来保健；有饮酒习惯者，建议男性每天的酒精摄入量不超过 25g（如 50 度的白酒不要超过 50mL/ 天，红酒不超过 250mL/ 天，啤酒不超过 750mL/ 天），女性减半。

建议各位读者从上述的八大原则做起，不暴饮暴食、不偏食，并将这些好习惯潜移默化地融入日常饮食中。持之以恒而为之，才会真正通过饮食来发挥预防心血管疾病的积极作用。

二、急性心肌梗死患者在住院期间应该怎么吃？

急性心肌梗死患者在住院期间的饮食原则和日常的饮食原则略有不同。主要有如下六点相关注意事项。

① 发生急性心肌梗死 1～3 天内，以"低脂流食"为原则。可选择汤类食品，如浓米汤、藕粉羹、枣泥汤、去油松茸汤、鸡茸汤等。

发病 4～7 天内，随着病情逐渐好转，可逐渐改为"低脂半流食"，如面条、面片、馄饨、米粉、粥等；可开始食用瘦肉类食品，如鱼肉、鸡肉等；可每天食用 1～2 个鸡蛋清，以保证摄入充足的优质蛋白，增强身体的抵抗力；可食用新鲜的蔬菜、水果，以保证摄入充足的维生素和矿物质。

② 避免食用可能导致肠胀气的食物或刺激性食物，如辣椒、豆浆、牛奶、浓茶、咖啡等。

③ 避免食用高脂肪含量的食物，如肥肉、人造奶油、油炸食品、蛋黄、动物内脏等。

④ 如果并发心力衰竭，要适量控制盐的摄入量，不要大量饮水。

⑤ 避免食用过热、过冷的食物，如雪糕、冰饮料等。

⑥ 每餐只吃八分饱，切忌暴饮暴食。可少食多餐，每日 5～6 餐。

由心血管疾病营养处方专家发表在 2014 年《中华内科杂志》上的一篇文

章，给出了急性心肌梗死患者的饮食宜忌（见表1-2），可供读者参考。

表1-2　急性心肌梗死患者的饮食宜忌

食物类别	推荐的食物	忌吃或少吃的食物
谷类及其制品	大米、面粉、小米、玉米、高粱	各种黄油面包、饼干、糕点、油条、油饼等多油食品
禽、肉类	瘦猪、牛、羊肉，去皮禽肉	含钠盐罐头食品、香肠、咸肉、腊肉、肉松
水产类	新鲜淡水鱼（＜120g/天）及海鱼	咸鱼、熏鱼
奶蛋类	鸡蛋或鸭蛋（1个/天）、牛奶	咸蛋、皮蛋、乳酪等
豆类及其制品	各种豆类、豆浆、豆腐	油炸臭豆腐干、霉豆腐
蔬菜类	各种新鲜蔬菜	咸菜、酱菜、榨菜等腌制菜
水果类	各种新鲜水果	葡萄干、含有钠盐的水果罐头或果汁、水果糖等
油脂类	植物油为主，动物油少量	奶油、人造奶油
饮料	淡茶、咖啡	汽水、啤酒、浓肉汤等
调味品	醋、糖、胡椒、葱、姜、咖喱	味精、盐、酱油、各种酱类

三、得了冠心病，需要吃保健品吗？

有些人痴迷于养生保健，每天吃各种保健品，使用的民间偏方层出不穷。曾经风靡全球的"基因疗法"强调核酸的保健功能，号称能修复受损的基因。而后专家辟谣称，该保健方法毫无用处，因为人体口服核酸制剂后，胃肠道会将其完全消化分解，口服核酸不但不能修复基因，也不能增加免疫力，反而可能会导致人体生成过多的尿酸，有害身体健康。另据报道称，陕西的一名幼童服用大量某保健品后，导致急性心肌损伤，日后的健康状态令人担忧。

类似的报道屡见不鲜。保健品到底对人体有何作用？得了冠心病之后，是否需要服用保健品呢？

保健品之所以有着广泛的受众群体，主要有两方面的原因：一是百姓多认为"是药三分毒"，便不想吃药，而是试图寻找一个既能治病、又没毒副作用的良方，由此使得各种保健品乘虚而入，成为百姓心目中的"良药"；二是某些保健品中所含的营养元素的确为人体所必需，机体缺乏这些营养元素会导致出现一些疾病。那么，这些保健品中补充的营养元素是否真的都对身体有益呢？

人体中有 60 余种化学元素，包括钙、镁、钾、钠等宏量元素和铁、锌、铜、锰等微量因素。这些化学元素除了维持人体的正常发育和功能之外，在维持心血管系统功能、心肌细胞正常电活动等方面亦发挥着至关重要的作用。比如，锰、锌、硒的摄入量减少，铅、钴等摄入量增加，可能会影响动脉血管内皮细胞的功能，进而增加冠心病的发病风险。

有研究指出：维生素 D 可通过多种途径保护血管内皮细胞，抑制泡沫细胞形成和平滑肌细胞增殖，从而发挥对抗动脉粥样硬化进程的作用；补充叶酸、维生素 B_6、维生素 B_{12} 能降低同型半胱氨酸的水平，降低脑卒中的发病风险。一项纳入近 30 万名非冠心病患者的长达 10 年的随访研究显示：在饮食中摄入充足的维生素 C（ > 700mg/ 天）能降低冠心病的发病风险；补充硒元素能增加血小板内谷胱甘肽过氧化物酶的活性，抑制血小板聚集，抑制动脉血管内形成血栓，从而降低冠心病的发病风险。

然而，有些益处也遭到了质疑。2016 年的《欧洲心血管疾病预防指南》指出，除了"低盐、富钾"饮食能让心脏健康明确获益之外，维生素 A、维生素 E、维生素 C、B 族维生素等对心脏健康的益处并未得到阳性结果，还有待进一步研究。

再来分析一下保健品。鱼油是人们熟知的"保健品"之一。早有医学研究证明，摄入高纯度鱼油能降低甘油三酯，但对冠心病患者来说，每天额外补充鱼油未能明显降低这些患者发生心血管疾病的概率。同样，另一项对 20 项相关试验的汇总分析显示，补充鱼油也没有明显改善心血管疾病的预后。

相信诸位对辅酶 Q10 再熟悉不过了。辅酶 Q10 是一种醌环类化合物，具有强大的抗氧化作用，补充辅酶 Q10 既有助于改善心脏功能，又无明显的毒副作用。然而，目前的国内外心脏病指南中并未将其列在其中，换言之，指南并不推荐心脏病患者日常服用辅酶 Q10。

虽然说各种营养素对心脏健康有着重要的作用，但在现今的生活环境下，人体通过合理的膳食模式，往往都能摄入充足的营养素。比如，辅酶 Q10 在沙丁鱼、牛肉、花生中的含量就较为丰富。如果过多地补充某种营养素，结果可能适得其反，比如维生素 E，它和维生素 C 一样，也是一种功能强大的抗氧化物。一项大样本研究结果证明，大量补充维生素 E 不但无益于心脏健康，反而会增加患病风险。

既然如此，为什么有人在服用某些保健品甚至"假药"后却说症状缓解了？这些保健品真的有临床功效吗？其实，这是"安慰剂效应"在作怪。

人是高级生命体，意识、思维和心理活动非常复杂，会参与各种生理或病理过程，甚至有些疾病完全是由情绪导致的，现代医学所强调的"双心治疗"就是基于这个理论。

医生在研究一种新药的临床功效时，会把受试者设置为两个组别：一组是试验药物组，这些药物可能有积极的临床作用；一组是对照组，也称为安慰剂组。两组药物的外观形态毫无差别，但后者多用淀粉等成分制作。这种方法主要是为了排除患者心理因素的影响，因为安慰剂也能对一些人产生 10%～20% 的疗效，有些人甚至更高。因此，多数保健品的功效实则充当了"安慰剂"的作用，让患者在心理上感觉"舒服"罢了。

现如今，虚假宣传几乎是保健品行业的通病。我国相关部门已经开展专项行动遏制虚假宣传、违法广告、消费欺诈、制假售假等一系列行为。作为医生，并不是要将保健品的功效全盘否定；作为大众百姓，也应该慧眼甄别，如果的确存在饮食摄入不足或消耗太过的情况，可遵照正规营养师的建议合理补充营养素。而所谓的"药补不如食补"，更应该从改善膳食模式和饮食习惯等方面做起，争取在食物中摄入足够的营养素。

四、得了冠心病，能喝茶和咖啡吗？

茶起源于中国，至今已有 4000 多年的历史了。茶文化更是社交礼仪的重要媒介，不少人有饮茶、品茶的喜好。相比于茶，欧美人更钟爱咖啡。奥地利作家茨威格曾说过："我不在家里，就在咖啡馆。不在咖啡馆，就在去咖啡馆的路上。"由此可见欧洲人对咖啡的迷恋程度。

茶和咖啡之所以能让人如此迷恋，不仅在于其口感，更在于其养生保健之功效。早在《神农本草经》中就有记载："神农尝百草，日遇七十二毒，得茶而解之"。现代研究指出，茶具有降压、降糖、增强免疫力的作用。发表在 2019 年 5 月《欧洲流行病学杂志》上的一篇文章称，每天喝 2 杯咖啡能将预期寿命延长 2 年。

2018 年，美国心脏病营养学和生活方式工作组提到了七类有益于心血管健康的食物，其中就包括茶和咖啡。专家组指出，咖啡中的多酚类活性物质能改善血糖代谢和胰岛素的敏感性；每天喝咖啡可降低患心脏病、脑卒中、消化系统疾病的风险；茶叶中含有黄酮类、多酚类等强抗氧化物，可有效改善动脉血管的内皮细胞功能，也能降低心脏疾病的发生率。日本一项纳入 40000 人的大型研究证明，每天喝 5 杯绿茶能使男性的死亡风险降低 12%、女性的死亡风险降低 23%；荷兰的一项研究发现，每天饮用 1 ~ 2 杯红茶能使动脉粥样硬化的发病风险降低 46%，饮用 4 杯以上则能使风险降低 69%。

然而，不是所有人都能享受咖啡和茶带来的愉悦感，有些人喝完茶和咖啡后会出现心跳加快、心慌、失眠等问题，这主要源于咖啡因的作用，尤其是那些没有饮用咖啡和茶习惯的人或只是偶尔饮用的人。咖啡因能刺激交感神经系统及中枢神经系统，正因如此，饮用咖啡和茶才能够提神醒脑。

从上述研究数据和相关知识不难得出结论，只要能耐受咖啡和茶对神经系统的作用，就完全可以喝茶和咖啡，对于已经罹患冠心病的人群来说依然如此。但在饮茶和咖啡的时候，要注意如下五点事项。

（1）饮用量

每天喝的咖啡不宜过多。低剂量的咖啡因（50 ~ 200mg/ 次）可产生有益的作用，如使精力集中、改善情绪和记忆力等；但高剂量的咖啡因（400 ~ 800mg/ 次）可能会产生负面作用，包括焦虑、紧张、神经过敏、失眠、心动过速等。目前已达成的共识是，每日摄入 300 ~ 400mg 咖啡因（约 4 ~ 5 杯咖啡）一般不会导致健康问题。

关于茶的最佳饮用量的研究并不多，但从日本的研究结论可以推断出，每天喝 5 杯以下的茶一般对身体不会产生明显不良影响。

（2）饮用时间

为了避免喝茶和咖啡导致失眠问题，建议在每天下午 3 点之前饮用。另外，不建议空腹饮用。

（3）选择质量可靠的产品

茶和咖啡的种植和加工，同样面临着污染等问题，建议从正规渠道购买质量可靠的产品。

（4）不建议加过多调味品

有些人为了增加口感，在咖啡中加入大量糖、人造奶油等调味品。实际上，除了纯奶之外，这些调味品皆对健康无益。建议诸位喝茶或咖啡时，养成"纯饮"的习惯。

（5）不建议心脏病急性发作期的患者饮用

之所以不建议这部分人群饮用，是为了避免心率加快、刺激心脏。有喝茶和咖啡习惯的人，要待病情稳定之后，再逐渐恢复饮用。

说到底，我也是一名彻头彻尾的咖啡和茶爱好者。早餐时，自制一杯意式摩卡咖啡，午后再喝一杯意式浓缩咖啡。日间则将茶作为常规饮品，我更中意绿茶，因为绿茶含有更丰富的茶多酚，从一定程度上能带来更多的保健作用。当然，并不推荐没有饮茶和咖啡习惯的人刻意通过饮茶和咖啡来保健。

五、得了冠心病，应该怎么运动？

不少冠心病患者在患病后，生活习惯发生了很大的变化。有的是正确的，比如戒烟、限酒；有的是错误的，比如上文提及的老王，坚持吃"素食"到底，把自己折磨得瘦骨嶙峋；有的则让人哭笑不得，下面这则事件中的主人公章老先生就是其中的一位。

 事件还原

章老先生是在66岁大寿当天突发急性心肌梗死的。他是一位小学教师，人缘极好。寿宴当日，亲朋好友、街坊邻居纷纷前来贺喜，老爷子特别高兴，喝了不少酒，正当推杯换盏之时，章老先生突觉胸口剧痛，众人齐将老爷子送到急诊科。诊断明确之后，当天顺利手术，病情恢复较好。住院期间，老先生让家人拿来一摞养生书籍，学着如何吃、如何动。我简单翻看了几篇，有些内容并不靠谱，告诉他别随便听信。

术后三个月，我又见到了章老先生。只见他面色朱红、体形圆润，

体重足足增加了 10kg。我好奇他为何学了养生知识还把自己"养"得这么胖。章老先生说，养生要"静"，俗语说"千年王八万年龟"，因此平素除了去卫生间，他基本上都躺在床上静养，没想到再一称体重竟然胖了这么多。

毋庸置疑，章老先生的养生方法是错误的。正所谓"生命在于运动"，尤其是对于长期患有慢性疾病的人群来说更是如此。

运动对于维护心血管系统健康有着两大方面的好处。其一，直接保护作用。血管内皮层是动脉血管的保护屏障，一旦遭到破坏，会加速动脉粥样硬化的进程，进而发展为冠心病、脑卒中等疾病。规律的运动能帮助机体维护血管内皮的功能，阻止动脉粥样硬化的进程。其二，间接保护作用。运动能增强心脏的功能，增加心脑的血流量、改善微循环，辅助降压、降糖、降脂。

对于冠心病患者来说，如何选择运动类型，以及如何把握运动量尤为重要。对此，有以下几点值得注意。

（1）选择有氧运动

运动可大致分为有氧运动和无氧运动两种类型。有氧运动的代表有步行、慢跑、骑车、游泳、跳健美操、跳舞等，而无氧运动的代表有短跑、短距离游泳、多次重复快速跑、快速间歇性跑步等。

有氧运动有大群肌肉参与，运动强度相对较低，比较有节奏，可持续时间较长，能充分消耗体内的糖分，进一步消耗体内的脂肪，增强和改善心肺功能，预防骨质疏松，调节心理和精神状态，是国际上一致认可的有助于心脏健康的运动方式。

（2）运动强度要适宜

一项由美国神经科学家所做的动物研究发现，那些运动成瘾的老鼠比运动量正常的老鼠反应迟钝。科学家指出：运动虽然对大脑有益，但也应该适可而止。对于维护心血管系统健康来说，依然如此。每个人适合的运动强度是不同的，过小的运动量没有保健效果，过大的运动量则容易诱发心脏疾病。目前的研究认为，中等强度的有氧运动更有益于心血管健康。

运动者可通过运动后的心率变化情况简单估量一下运动强度。一般健康人在运动后的最大心率为"220-年龄"，比如30岁的人运动后的最大心率为190次/分（计算方法：220-30）。建议最佳的运动强度为最大心率的60%～70%，这也是多数患者在恢复初期的最佳运动强度；如果病情恢复良好，且属于心血管疾病的低危患者，那么运动强度可达最大心率的75%。不建议运动后的心率超过最大心率的80%，因为这样会增加心脏负担。为了便于心脏病患者计算运动强度，运动时建议佩戴运动手表或智能手环。

（3）运动频率及起始时机要恰当

对所有年龄组的人，要求至少保证每周5天、每天30～45分钟的体力活动。在增加运动量时，亦要遵循循序渐进的原则。

对急性心肌梗死患者来说，既往认为的应该静养，在院期间要做到"绝对卧床"，其实也是错误的观点。对于那些恢复较好、病情相对稳定的急性心肌梗死患者来说，更应该早期恢复运动。在有心电监测时，可以在床上进行直腿抬高运动，双臂可向头侧抬高做深吸气运动；停止监测后，可以先在床边步行，而后逐渐在病房内散步。但是，如果出现心率明显加快、胸痛、气短、大汗等情况，应立即停止运动，并向医生汇报。

急性心肌梗死或严重心脏病患者出院后，若病情稳定，应该早一些开始活动，从每天10分钟开始，逐渐加量。多数病情稳定的患者可在出院后1～3周内开始恢复运动，起始可从步行开始，每天清晨或饭后慢步行走，根据身体状态逐渐增加步行量。《中国居民膳食指南2016》建议，成人的主动身体活动量最好为每天6000步，可以一次完成，也可以分2～3次完成。换言之，若加上日常生活必需的活动量，每天建议步行10000步。对那些高龄或者病情相对严重的心脏病患者来说，步行无疑是最佳的运动方式。

在运动中，建议心脏病患者遵循"热身－运动－放松"三个阶段的原则，即5～10分钟的轻度热身活动、20～30分钟的有氧运动、5分钟的放松，逐渐降低强度，使心脑血管系统和身体产热功能逐渐稳定下来。

运动贵在坚持。宋代蒲虔贯在《保生要录》中提到："事闲随意为之，各数十过而已。每日频行，必身轻、目明、筋壮，血脉调畅，饮食易消，无所壅滞。体中小有不佳，快为之即解。"这段话告诉我们一个道理：唯有持之以恒地坚持运动，才能最大限度地发挥养生保健的功效。

六、冠心病患者在生活中需要注意什么？

治疗心血管疾病，应以"治"为主，以"养"为辅。"治"以服药为主，但不同患者的治疗策略不同，如部分患者可长期口服阿司匹林，部分患者则可能需要植入心脏支架，甚至外科搭桥；"养"即为生活方式，主要在于吃与动，讲究的是"吃动平衡"，当然还包括日常生活的诸多方面。

在前述的几篇文章中，为大家分享了应该如何吃、如何动的相关内容。在本文中，再为大家详细阐述其他的日常生活注意事项。

（1）戒烟

吸烟是罹患冠心病较为主要的危险因素之一，吸烟能令急性心肌梗死的发病风险增加 7 倍，能使首次发生急性心肌梗死的时间提前 10 年，吸烟也是急性心肌梗死年轻化的主要原因之一。

因此，不论烟龄多长，是否已经罹患冠心病，都要戒烟，包括二手烟。有研究数据表明，戒烟能使冠心病的远期死亡风险降低 36%，使心脏骤停的绝对风险降低 8%。戒烟对冠心病的总体益处甚至高于任何一种治疗冠心病的常规药物。

（2）切忌暴饮暴食

墨西哥学者发现，在暴饮暴食的 2 小时内，能令急性心脑血管疾病的发病风险增加 4 倍。短时间内大量饮酒或进食高脂食品，能导致血脂升高、血液黏稠度升高，进而增加急性心肌梗死等心脏疾病的发病风险。

有句俗话不无道理：早餐要吃好，午餐要吃饱，晚餐要吃少。现代人的生活节奏很快，一般早餐、午餐吃得少甚至不吃，而晚餐却大吃特吃，殊不知酒足饭饱之余增加了肥胖和心脏疾病的发生风险。

（3）保证大便通畅

心脏病患者在排便过程中猝死的案例并非罕见，尤其是处于急性心肌梗死恢复期和慢性心力衰竭的患者。因为用力排便时，腹腔内压增高，血压容易波动并急骤升高，从而会增加心脏负担，增加致命性心律失常的发生风险。

在日常饮食中，应适量增加新鲜蔬菜、水果、粗粮等食品，经常运动，以预防便秘。对于部分长期便秘的老年人，可能需要医生开具一些通便类药物以协助排便，如乳果糖等。

如厕时，应注意避免因体位快速变化而引发的血压骤变，尤其是夜间。建议夜间起床如厕时，先在床上躺半分钟，然后坐起来双脚放在床沿下坐半分钟，再用双手撑住床头站立半分钟后再行走。

（4）洗澡时注意水温

沐浴时，要调至合适的水温。过低的水温容易刺激外周动脉血管收缩，从而升高血压，增加心脏负担；过高的水温则容易扩张外周血管，诱发一过性低血压，甚至导致晕厥。

在北方的一些地区，有泡澡、蒸桑拿的习惯。不推荐心脏病患者蒸桑拿浴，尤其是汗蒸，以防发生危险。

（5）旅行时随身携带病例证明

心脏病患者在旅行时务必带好病例证明，如出院小结等。一旦发生意外，可辅助当地医生快速判断病情，对症处置。

安装过心脏支架的冠心病患者，如病情稳定，则完全可以乘坐飞机。已确诊为冠心病的患者，可随身携带硝酸甘油，以备不时之需。

安装心脏起搏器的患者同样可以乘坐飞机，但需携带起搏器植入说明卡片，因为安检的检测仪能探测到起搏器，而发出警报，出示说明卡可以帮助自己避免不必要的麻烦。

（6）预防感冒

多数普通感冒可在短时间内自愈，很多人便不以为意。实际上，普通感冒亦可能进展为可怕的心脏病。

多数普通感冒为病毒感染所致，而病毒感染同样是一些心脏病的常见致病原因，如病毒性心肌炎、扩张型心肌病等。一旦在感冒发作期，甚至在感冒恢复期的 1～3 周内，出现胸闷、气短、心慌、胸痛等不适症状，务必及时就诊。

另外，感冒也是诱发慢性心力衰竭者急性发病的常见原因。因此，对于慢性心力衰竭患者来说，在平素生活中，更要防寒保暖，预防感冒。

（7）平稳情绪

中医有"七情"之说，即喜、怒、忧、思、悲、恐、惊，代表了人的七种情绪反应。适当的情绪变化对健康并无大碍，但突然而剧烈的情绪刺激能激发身体的交感神经系统过度兴奋，从而诱发急性心脑血管疾病。清代小说家吴敬梓的《范进中举》生动刻画了范进中举后喜极而疯的形象，其原因正基于此。

美国学者最早提出冠心病和心理因素的关系，将人的行为分为A型和B型。A型行为表现为急躁、易激惹、冲动、缺乏耐心、强烈的时间紧迫感、争强好胜等。A型行为的人易患冠心病，其患病率为B型行为人的3倍，甚至更高。1979年，国际心脏病与血液病学会已确认A型行为是引发冠心病的因素之一。

所以说，已患冠心病的人，更应调整心态，平稳情绪。如果经常出现轻度的焦虑、悲观情绪，可通过多种方法自我减压，如唱歌、运动、旅行等；如果不能有效缓解负面情绪，可去医院心理科就诊，通过多种量表综合评估病情，必要时可服药治疗。

（8）性生活

不少冠心病患者恐惧性生活，担心诱发心绞痛等问题，实则大可不必。从运动强度的层面分析，完全可以把性生活归类到轻度体力活动里，与步行、爬两层楼的能量消耗基本相似。只有在性高潮时耗能略高一些，尤其是性爱的主动方。

通常情况下，性高潮时的耗能只是休息时的3倍，平均心率只有117次/分。试想一下，平素慢跑后的心率也不会低于120次/分。所以，对那些没有心绞痛症状、心脏功能状态良好的心脏病患者来说，是完全可以耐受正常性生活的。

对于心脏功能和状态不稳定的患者来说，可以通过完善心电图运动负荷试验来初步评估身体状态。另外，患病初期恢复性生活时，开始应采用耗能较低的体位，而后可逐渐调整为其他体位。与此同时，建议选择舒适的性生活环境，将室内温度调到适宜的温度，最大限度减少对心脏的刺激。

（9）避免久坐

长期久坐能导致人体新陈代谢改变，使脂肪代谢能力减弱、血液中的甘油三酯含量上升、血液黏稠度升高，容易形成动静脉血栓，同时增加罹患心脏病的风险。

另外要提醒读者的是，急性心肌梗死、猝死事件的发作时间往往有一定的规律性。上午6~10点，机体的交感神经兴奋性较高、心率偏快、血压较高、血小板聚集性偏高，因此有人称这段时间为"魔鬼时间"。建议需要早上服药的冠心病患者，养成晨起后尽早服药的习惯，来增强机体对抗心脏病的能力。

七、每天睡多长时间才对身体好?

总有一些夜晚，让人辗转反侧，无法入眠。我不禁在心里琢磨着看似无聊的问题：人为什么要睡觉呢？

有人说，睡眠是为了增强人体免疫力；有人说，睡眠是大脑清除垃圾的过程；也有人说，睡眠是让大脑、神经系统及全身彻底放松的过程。不管怎么样，人类需要睡眠，高质量的睡眠能帮助人体恢复精力、提高注意力，充分的睡眠时长是健康的基本保障。

长期的睡眠问题可导致诸多疾病。据《全球睡眠调查：中国区域调查报告》显示：睡眠障碍与抑郁、焦虑性心理障碍相关，严重者甚至会诱发自杀；睡眠不足可削弱人体的免疫功能，使人暴露于存在鼻病毒的环境中患普通感冒的风险显著升高（每晚睡眠时间不足 6 小时者与睡眠时间较长者相比，患感冒的概率增加 4 倍）；睡眠时间过短，还会对机体代谢、痛感和寿命等产生影响。

缺少睡眠不但危害成人的身体健康，对儿童也有影响。孩子睡得越少，发生肥胖的概率越高。每天睡眠不足 9 小时的孩子和睡眠超过 11 小时的孩子相比，发生肥胖的概率增加 10 倍。另外，睡得少的孩子，其注意力、自觉性、语文能力、数学能力、人际关系、总体成绩，普遍要比睡得多的孩子差一些。

由上不难得出结论：充足的睡眠是保持健康的基本要素。那么，多长时间的睡眠算是"充足"的呢？

传统的观点认为，健康成人每天要保证 8 小时以上的睡眠时间，但在 2011 年《睡眠医学》杂志上的一篇文章中，研究者发表了不同的看法。研究发现，那些睡眠时间少于 5 小时或多于 6.5 小时的人死亡率较高。

《人类神经科学前沿》杂志中的一项研究发现，睡得越多的人，认知表现越好，但在 7 小时睡眠时达到顶峰，之后认知能力便开始下降。杜克大学医疗中心精神病学教授说，在睡眠达到 7 小时之后，增加睡眠时间再无益处。美国睡眠医学会会长建议，每晚应保证 7~8 小时睡眠。

2015 年，关于睡眠研究的权威组织——美国睡眠医学会与睡眠研究协会联合推出了成人的睡眠指南，相对明确地解答了关于睡眠时长的问题。该指南推荐，成人每天的睡眠时间为 7~9 小时；相对年轻的群体，如 18~25 岁，可适当延长睡眠时间，但每天不要超过 11 小时。

总而言之，睡眠是保证健康的"良药"，不能过短，也不宜过长。世界睡眠协会将每年3月的第3个星期五定为"世界睡眠日"，倡导民众建立一套良好的睡眠计划。但有些人可能存在严重的睡眠问题，甚至成为了"疑难杂症"，如果在调整生活方式的基础上依然不能有效改善睡眠，可考虑到医院睡眠专科就诊，必要时采用药物进行治疗。

八、得了冠心病，应该如何用药？

我是一名职业的心脏病医生，也算是一名地道的医疗自媒体人。自2013年开始，我通过网络媒体平台开设了自媒体账号，为网民答疑解惑，进行医学科普。其中，网友提及最多的是关于"得了冠心病，应该怎么治疗"的问题。

说实话，答案三言两语很难说清。因为解释这个问题，需要囊括多个层面的内容，如药物、术后饮食、运动、睡眠、情绪管理等。其中，最为核心的内容便是药物。有时医生会告诉患者：得了冠心病，不一定非要安装心脏支架，但一定要选择最合适的药物，因为药物永远是冠心病治疗核心中的核心。

冠心病有多种临床分型，所用的药物类型不尽相同，但亦有相似之处。下面，为大家介绍几种最基础的冠心病用药，以及心脏支架植入术后患者的常用药物。

（1）阿司匹林

英国药理学家发现，阿司匹林可能是通过抑制血栓素A2的合成，阻断血小板聚集，来发挥抗血栓作用的。

理解阿司匹林的抗血小板聚集作用并不难。多数人都有过皮肤划伤的经历，当皮肤被轻微划伤出血后，血小板会快速聚集在伤口周围并将其覆盖，从而达到止血的目的。而阿司匹林则是反其道而行之，它可以抑制血小板的聚集。所以说，在受到外伤时服用阿司匹林会延长出血时间。

然而，对于急性心肌梗死就大不相同了，冠状动脉内的斑块破裂后，会在血管内形成血栓块，在这一过程中，大量血小板聚集在一起是形成血栓的基本条件，而阿司匹林可以通过对抗血小板聚集来发挥对抗血栓形成的作用。

基本上所有的冠心病患者都需要长期服用阿司匹林，阿司匹林的常见口服剂量是75～100mg/天，每天一次，早晚服用均可。推荐患者服用阿司匹林肠溶片，因为肠溶制剂能明显减小阿司匹林对胃肠道的刺激作用。

（2）氯吡格雷、替格瑞洛

正如前文所述，血小板聚集是形成血栓的基本条件，阿司匹林通过抑制血栓素A2的合成来阻断血小板聚集。所谓"条条大路通罗马"，阻断血小板聚集的途径并不止于此。医学家发现，通过阻断ADP受体的作用，也能进一步减少血栓形成的机会，降低患冠心病的风险，而氯吡格雷和替格瑞洛便是ADP受体阻滞剂的代表药物。

临床上，有两大类的冠心病患者要联合应用阿司匹林和氯吡格雷（或替格瑞洛），这就是所谓的"双联抗血小板"，适用于急性心肌梗死和心脏支架植入术后的患者。双联时长依病情而定，多为一年时间，而后可改为单用阿司匹林。

或许有人会问：既然双联抗血小板治疗能降低发生冠心病的风险，那么只要经济条件允许，是否可以长期服用两种抗血小板聚集的药物呢？

当然不能。道理很简单，再拿皮肤被划伤后止血的例子说明：阿司匹林会使止血时间延长，如再加上氯吡格雷或替格瑞洛，会进一步加强对抗血小板聚集的作用，甚至可能导致出血不止。若采用长期双联抗血小板治疗冠心病，必然会增加一定程度的出血风险，包括胃肠道出血和脑出血等。

目前，相关抗血小板聚集的研究正在如火如荼地进行，学者们所关注的焦点问题是，在不增加出血风险的同时，最大限度地降低血栓性疾病的发生风险。所以，是否要联合应用，以及疗程长短如何，要医生根据具体的临床情况综合分析而定。

（3）他汀类降脂药物

中医治病讲究标本兼治，意思是治病不能仅仅消除表面的病征，还要根除引发疾病的原因，不但要治"标"，还要治"本"。在冠心病的治疗药物当中，如果说硝酸甘油是治"标"的角色，那他汀类降脂药物就算是治"本"的角色了。

冠状动脉粥样硬化斑块是导致冠心病的元凶，如何预防斑块的形成和进展是心脏科医生不得不面临的关键问题。在"粥样硬化斑块是怎样形成的呢？"

一文中已有所提及：内皮细胞层遭到破坏后，血液中的"坏胆固醇"——低密度脂蛋白胆固醇会趁机入侵至血管内，形成粥样硬化斑块。

显而易见，低密度脂蛋白胆固醇是形成粥样硬化斑块的基本物质。医学研究证明：血液中的低密度脂蛋白胆固醇含量越高，患冠心病的风险越高；反之，只要通过药物每降低 1mmol/L 的低密度脂蛋白胆固醇，就能降低约 20% 的冠心病发病风险。因此，有效降低低密度脂蛋白胆固醇才是冠心病治疗中的"本"。

能降低低密度脂蛋白胆固醇的药物可不止他汀类一种，还有贝特类、胆固醇吸收抑制剂、PCSK9 抑制剂等，而他汀类药物是最耀眼的"降脂明星"，是需服降脂药物冠心病患者的不二之选。

基本上所有的冠心病患者都需要口服他汀类降脂药物，代表药物有阿托伐他汀、瑞舒伐他汀等。医生多建议患者在晚间睡前服用他汀类药物。不同他汀类药物的服用剂量不同。比如，阿托伐他汀的常用剂量为 20mg/ 天，瑞舒伐他汀为 10mg/ 天。

需要注意的是，服用他汀类降脂药物之后，要定期检查血液指标，主要目的有二：一是评价服药效果，如果没有达到目标值，可能需要上调剂量，或者加用其他种类的降脂药物；二是监测可能发生的不良反应，如肝脏和肌肉损伤等。

首次复查时间为服药后 1 个月，而后每 3～6 个月复查一次。如果没有不耐受等问题，冠心病患者需要终身服用。

（4）硝酸酯类药物

对于硝酸甘油，大家早已耳熟能详。作为硝酸酯类药物中的代表药物，硝酸甘油发挥着治"标"之功效：当心绞痛发作之时，舌下含服一片即可。药物会快速通过舌下静脉进入到血液循环中，数分钟内发挥扩张冠状动脉、降低心脏负担的作用，从而缓解心绞痛的症状（见图 1-25 ）。

硝酸酯类药物只能治"标"，对于那些病情稳定、平素没有心绞痛的冠心病患者来说，不必长期服用，只是作为不时之需，随身携带即可。

由于硝酸酯类药物能够扩张血管，可能会诱发低血压，所以一般不能用于严重低血压者；而且，不能与"伟哥"同服，因为可能会造成严重的低血压。

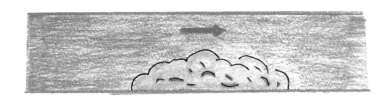

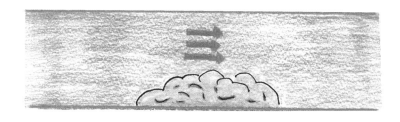

图 1-25 硝酸甘油扩张冠状动脉

在网络中，有不少科普文章提及，在心绞痛发作时，患者可自行含服硝酸甘油来缓解心绞痛。我个人倒是持有不同的观点，原因有二：一是如果是心绞痛，即使不服药，经休息调整后，多数心绞痛亦会自行缓解；二是正如前文所述，并不是所有人都适合含服硝酸甘油，不恰当的服药可能会造成严重的低血压等问题。相关内容，在后文"含服硝酸甘油需要注意些什么？"中会详述。

（5）普利类或沙坦类药物

血管紧张素转化酶抑制剂的代表药物有培哚普利、福辛普利等，简称普利类药物；血管紧张素 II 受体拮抗剂的代表药物有厄贝沙坦、缬沙坦等，简称为沙坦类药物。这两类药物的作用机制相似，但在冠心病的治疗中，往往优选普利类药物，次选沙坦类药物，后者更像是普利类药物的"备胎"。

普利类和沙坦类药物在临床上被患者应用时常饱受质疑。不少患者问："从说明书上看，普利类和沙坦类是降压药物，我没有高血压，为什么还要用呢？"甚至部分患者因此而擅自停药，其实，这是一个非常常见的用药误区。

普利类和沙坦类药物除了有降压作用之外，还有改善心脏功能、保护心脏的作用。因此，即便没有高血压，多数冠心病患者同样需要服用，尤其是急性心肌梗死患者，获益会更为明显。这也是普利类药物在冠心病治疗药物中占有基石性地位的主要原因。

当然，如果患者的血压较低、存在严重的肾功能不全或妊娠等情况，则不推荐服用普利类和沙坦类药物。

（6）洛尔类药物

β受体阻滞剂也是治疗冠心病的基础药物，代表药物为美托洛尔、比索洛尔等，简称洛尔类药物。

与普利类药物一样，β受体阻滞剂同样备受质疑，因为它也是一种常用的降压药，原理亦与之相似。洛尔类药物除了有控制心率、降低血压的作用之外，还有预防猝死、保护心脏的功效，尤其是急性心肌梗死患者，应在发病后及早服用。当然，洛尔类药物也有禁忌证，比如严重的心动过缓、低血压等。

如上所介绍的几大类药物都是治疗冠心病最常用的药物。在选药的过程中，医生会根据患者的个体情况，制定最适合的个体化方案，不但包括选用哪种抗血小板聚集的药物，还要细化到药物的不同剂型。患者在用药的过程中，要遵医嘱定期随诊，监测药物的疗效及可能出现的副作用，以达到最佳的治疗效果。

回到文首提及的问题：冠心病到底应该如何治疗？其实，药物是最为基础且必要的环节，但并非唯一手段，改善生活方式同样重要，部分患者还可能需要安装心脏支架，甚至进行外科搭桥手术等。有时，这些手术会达到药物所不能企及的神奇效果。

九、含服硝酸甘油需要注意些什么？

硝酸甘油是治疗心脏病较为常用的药物之一，是冠心病患者的"贴心伴侣"。小小一片，仅0.5mg，含服在舌下，在关键时刻能快速缓解心绞痛。

屈原在《楚辞·九章·惜诵》中书："九折臂而成医兮，吾至今而知其信然。"意思是说，多次折断手臂，便懂得了医治手臂的方法，自己就成了良医，这就是后人所谓的"久病成医"。不少冠心病患者自认为熟知硝酸甘油，于是便出现了很多随意滥用的情况，因此引发了很多严重的不良反应，甚至造成诱发死亡的后果。

　　我曾收治过一名 70 岁左右的冠心病患者，是一位慈祥的老奶奶，气质儒雅，为人友善，对医生很客气。她的症状是"教科书式"的冠心病症状：活动后出现心前区闷痛，停止活动、稍微休息就能缓解，每次发作持续 3~5 分钟；如果症状不能缓解，老人就含服硝酸甘油，结果屡试不爽，每次都能有效地终止心绞痛。

　　在住院的一天晚上，老人的胸痛感再次来袭，据老人回忆说：当时像一块巨石紧压在胸口上，让她喘不过气来，汗水浸湿了她的衣衫，疼得不敢动弹。时值半夜时分，老人担心打扰医生护士休息，便按惯例含服了一片硝酸甘油。

　　但是，这一次效果并不明显。由于症状较为剧烈，老人不加思考便接二连三地含服了五六次硝酸甘油。最终，实在难以忍受排山倒海般的胸痛，才按响了床头的呼叫铃。

　　我们赶过去时，老人侧卧在病床上，脸色苍白，黄豆似的汗珠挂满了面颊，她蜷曲着身体，显得极度虚弱。我当即为老人测量了血压，结果为 70/40mmHg。由于短时间内大量含服硝酸甘油，导致出现了严重的低血压，通过补液、使用升压药物等治疗后，老人的病情才恢复稳定。

　　试想，如果老人在家中发病，后果将不堪设想，严重的低血压会进一步加重心绞痛症状，甚至诱发猝死。

　　这个故事告诉大家一个道理：虽说硝酸甘油是缓解心绞痛的良药，但是要注意服用方法，而且硝酸甘油并非适用于所有冠心病患者。

　　在前面的文章中，对心绞痛的发生机制有所提及。这就好比连接储水池和农田的引流管道变得狭窄，导致了供水不足。类比于冠心病：因为冠状动脉内粥样硬化斑块的存在，导致血管发生了阻塞，限制了心肌的血液供给，削弱了冠状动脉的扩张能力。

医生可以通过两种常见的方法解决心肌缺血的问题：一是为患者安装心脏支架，相当于把冠状动脉机械性地"撑开"，以恢复相对正常的血流量；二是直接扩张冠状动脉，以增加供血量。硝酸甘油的作用便是后者。

医药学家发现，当人舌下含服硝酸甘油之后，在体内可以产生一种扩张血管的物质——一氧化氮（NO），从而直接扩张冠状动脉，发挥缓解心绞痛的作用。

然而，不恰当地服用硝酸甘油，可能有致命的风险。那么，硝酸甘油在使用时有哪些注意事项，又有哪些禁忌证呢？接下来为大家逐一列举。

① 有专家认为，当心绞痛发作时，可考虑舌下含服1片硝酸甘油（0.5mg），如疼痛不能缓解，可在5分钟后再含服1片。如果含服3次依然无效，应立即就医，尤其是症状逐渐加重，且伴头晕、大汗淋漓的患者。

其实，我并不认同上述观点。原因有二：

a. 如果是短暂心绞痛发作，在去除诱发因素（如平复情绪、停止运动等）之后，即使不服药，心绞痛也会自然缓解；

b. 如果是急性心肌梗死，即便多次含服硝酸甘油，也基本无效，反而增加了出现严重低血压的风险。而且急性下壁心肌梗死多伴有低血压、低心率的现象，此时若多次含服硝酸甘油，无疑是雪上加霜。

所以我建议，即使含服硝酸甘油，也应该在医生的指导下进行。在服用过程中，如果出现严重的心慌、头晕、黑蒙等症状，则提示可能出现了严重的低血压，要及时就诊。

② 由于硝酸甘油可以扩张脑部动脉血管，部分患者可能会出现头痛的症状。如果症状剧烈，要及时就医；如果是轻度头痛，多会在短时间内自动缓解。

③ 硝酸甘油需要避光密封保存，若直接暴露在空气中，会使药效明显降低。静脉滴注过硝酸甘油制剂的人可能会发现，输液器外会覆盖一层遮光罩，输液管亦为深色，正是基于这个原因。

④ 并不是所有的冠心病患者都能安全地服用硝酸甘油，以下几种情况的人群不宜服用。

a. 小剂量的硝酸甘油对血压的影响不大，但随着剂量的不断增加，会明显降低血压。所以，如果患者的血压已低于90/60mmHg，则要慎用或禁用。

b. 引发心绞痛的原因众多，除了冠心病，还有主动脉瓣狭窄、肥厚梗阻性心肌病等，后面这两类患者就需要慎用硝酸甘油，因为服用后有可能会降低心脏射血量，甚至诱发晕厥。

c. 严重的心动过缓者要慎用硝酸甘油，特别是心率低于 40 次 / 分者。

d. 闭角型青光眼患者。

e. 服用西地那非者。西地那非又称"伟哥"，是治疗男性性功能障碍的常用药物之一，该药同样有扩张血管的作用，如果和硝酸甘油合用，可能会诱发难以纠正的低血压，因此在服用"伟哥"的前后 24 小时之内，要禁用硝酸甘油。

药物是把双刃剑，硝酸甘油亦是如此。如若用法得当，它是"治病救人的天使"；而若错用、滥用，则可能会变为"屠戮生命的魔鬼"。

十、阿司匹林，到底是用还是不用？

关于使用阿司匹林，人群中有诸多观点：有人说，只要上了年纪，就需要服用阿司匹林来预防心脑血管疾病；有人说，阿司匹林会损害胃肠功能，能不用则不用；也有人说，心脏病发作时，要立即嚼服阿司匹林来预防猝死。他们的观点都正确吗？

毋庸置疑，阿司匹林几乎已成为缺血性心脑血管疾病（如冠心病、脑梗死等）的必备药物之一。西班牙著名哲学家在《阿司匹林的时代》中说："阿司匹林是文明带给人类的恩惠。"拜耳公司前主席曾备感骄傲地说过："每天服用两粒阿司匹林差不多已经成为了美国人的传统。"足以见得，阿司匹林对整个人类社会的影响。

阿司匹林在治疗心血管系统疾病方面的作用与地位已毋庸置疑，只不过其常见的应用误区在于预防疾病方面，也就是专业所称的"一级预防"。

正如本文开篇所提及的观点，有人认为高龄者需要通过口服阿司匹林来预防心脑血管疾病。而实际上，过度滥用阿司匹林，不但不会带来明显的临床益处，反而可能会产生严重的并发症。下面跟大家分享一个真实的病例。

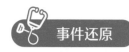

患者姓周，53岁，因胃痛来医院看病。据老周说，他的胃病已有数年时间，症状特别奇怪：一饿就疼，胃里好像灌了辣椒面一样，疼得浑身冒汗，进食后症状就能缓解。从诊断学分析，最大的可能是消化道溃疡。果然不出所料，经胃镜检查提示：胃窦小弯处可见直径约1cm的圆形溃疡，边缘光滑，周围轻度水肿。我当即为老周处方了治疗胃溃疡的药物，症状也明显好转了。

数月后，老周因为出现黑便再次复诊。老周说，大便为柏油样的颜色，而且胃痛再次发作，似乎比以往更加严重。此时考虑可能性最大的疾病是消化道出血，而后的各项检查指标证实了我的猜想：血红蛋白70g/L，提示贫血；胃镜结果显示，原胃窦小弯处的溃疡直径变为1.5cm，溃疡面可见裸露的小血管，周围组织重度水肿。因此诊断为胃溃疡伴出血。

我对老周的病情疑惑不解：起初明明症状已明显缓解，为何后来又发生了消化道出血呢？

老周道出了事情的原委：他嫌吃的药物太多，所以在症状得到缓解之后，未到疗程结束便擅自停药。更为严重的是，他轻信邻居的建议，服用阿司匹林来"保养"心脏血管，殊不知阿司匹林成为了消化道出血的导火索。老周也百思不得其解：都说阿司匹林是保养心脏血管的药物，怎么就能导致消化道出血呢？

在"得了冠心病，应该如何用药？"一文中，已为大家介绍了阿司匹林在冠心病治疗过程中的应用。正所谓"水能载舟，亦能覆舟"，阿司匹林在发挥阻止血小板聚集的作用时，也从一定程度上增加了出血的风险，其中就包括消化道出血和脑出血。

阿司匹林导致胃出血的原因与其药理机制有关：阿司匹林能通过抑制环氧

化酶 -1（COX-1）干扰前列环素合成，而前列环素恰恰是保护胃黏膜、促进胃上皮细胞修复和更新的重要物质；另外，阿司匹林在抑制血小板聚集的同时可能会诱发胃出血。国外的一项荟萃分析显示，每年患者因阿司匹林导致消化道出血的概率约为 0.12%，剂量越大，出血风险越高。

其实，早在 20 世纪 40 年代，阿司匹林还未应用于防治心血管疾病时，美国医生就已发现一个怪现象：扁桃体发炎的病人在使用大剂量阿司匹林后，会导致大量出血。正因如此，除了已经罹患了冠心病、脑梗死等缺血性心脑血管疾病的人群，医生都会根据每个人的个体状况来综合评价是否需要服用阿司匹林。这也是冠心病一级预防的个体化治疗原则。

如下，为大家简单列举一些需要服用阿司匹林来预防心脑血管疾病的人群，仅供参考（具体处方，务必遵医嘱）。

（1）高血压患者

患有高血压且合并如下三项危险因素的两项以上，即年龄（男 ≥ 45 岁、女 ≥ 55 岁）、吸烟、高密度脂蛋白胆固醇 ≤ 1.04mmol/L 者。如需服用阿司匹林，一般要将血压控制在 150/90mmHg 以下再开始服用。

（2）糖尿病患者

患有糖尿病且年龄 ≥ 50 岁，同时伴有如下一项危险因素，即高血压、吸烟、高血脂、蛋白尿、早发心血管病家族史（男性直系亲属在 55 岁之前发病、女性直系亲属在 65 岁之前发病）者。

（3）高脂血症患者

年龄 ≥ 55 岁，且合并血脂升高（总胆固醇 ≥ 7.2mmol/L、低密度脂蛋白胆固醇 ≥ 4.9mmol/L）者。

（4）心血管疾病高危者

经医生评价，未来 10 年出现动脉粥样硬化性疾病的风险超过 10% 者。

（5）其他人群

不符合上述四大类人群，但具备如下五项危险因素中的四项，即年龄（男 ≥ 45 岁、女 ≥ 55 岁）、吸烟、肥胖、高血脂、早发心血管病家族史（男性直系亲属在 55 岁之前发病、女性直系亲属在 65 岁之前发病）者。

事实上，随着各项研究的深入开展，阿司匹林在一级预防方面的地位也存在不少争议，医生在为患者处方阿司匹林时也越来越慎重了。比如，老年人若并发高血压和糖尿病等疾病，可能需要每日服用 75～100mg 的阿司匹林来降低其发生冠心病、脑卒中等缺血性心脑血管疾病的风险。但是，不同年龄层的人群对阿司匹林的耐受性显然不同，一些老年人在服用阿司匹林之后，容易发生严重的、甚至危及生命的出血情况。

总而言之，到底是否需要服用阿司匹林，大家切忌照搬照抄，必须按医嘱的要求正确服用，才能保证在最大限度上规避出血等并发症的发生风险，使阿司匹林发挥出充分的临床益处。

十一、阿司匹林应该何时服用？饭前还是饭后，早上还是晚上？

正如上文所述，阿司匹林除了会增加出血等不良事件的发生风险之外，还可能会损伤胃肠道，从而带来相关的不适症状，如恶心、胃痛、烧心等。

有人说，在饭中或饭后服用阿司匹林，能有效减小对胃肠道的刺激作用。真的是这样吗？

其实，阿司匹林诱发或加重胃部不适感主要是其药理机制所致，在饭中或饭后服用并不能有效减小其对胃部的刺激作用。而能有效减轻相关症状的方法是选择阿司匹林肠溶片。它的外面包裹着一层肠溶膜，主要成分是硅元素、纤维素等，能够有效抵抗胃部的酸性环境，直到进入十二指肠后才开始溶解，能够有效减轻药物对胃部的损伤。这种肠溶制剂也是目前主流的阿司匹林剂型。

建议患者在早餐前服用阿司匹林肠溶片。因为在空腹状态时，胃的排空速度较快，药物在胃内停留的时间较短，能减少对胃黏膜的刺激和损伤。

反之，如果在饭中或饭后服用肠溶片，食物会稀释胃酸，导致胃内 pH 值升高，加快药物在胃内分解；同时，药物和食物混合，会延迟阿司匹林的排空时间，使药物在胃内停留的时间较久，对胃黏膜的刺激作用相对增加。

各位读者注意：清晨空腹并非是服用阿司匹林肠溶片的唯一时段，还可以考虑在饭后 2 小时或睡前服用。如果在服用阿司匹林肠溶片期间，反复出现不能耐受的胃部不适感，可考虑换成有相似作用的其他药物，如氯吡格雷等。不过，这需要医生结合患者的个体情况，综合评价而定。

十二、每年需要定期"疏通"血管吗?

民间有很多养生俗语，比如"春捂秋冻""早吃好、午吃饱、晚吃少""一日两苹果，疾病绕道过"……这些都有一定的养生保健意义。

但也有人说，换季时要定期"疏通"血管，清除血管"垃圾"，以预防心脑血管阻塞；还有些文章称，坚持喝蔬果汁能"疏通"心脏血管，可以免去做心脏支架和搭桥手术的烦恼。这一做法曾经风靡一时，众人跟风效仿。这些都是真的吗?

百姓口中所称的血管"垃圾"，其实指的是粥样硬化斑块。在前文中已经详细阐述过，当冠状动脉血管的内皮细胞层遭到破坏后，血液中的"坏胆固醇"——低密度脂蛋白胆固醇会入侵至血管壁内，逐渐形成粥样硬化斑块。

这个病理过程一旦启动，则很难逆转。在现有的药物当中，他汀类降脂药物虽有可能发挥逆转斑块的作用，但实际上也很难做到，其作用主要只是通过稳定斑块、降低血脂来预防病情的进一步发展。

动脉粥样硬化斑块质地不一，有的偏软，有的偏硬，还有的钙化性斑块硬如坚石，甚至在支架植入过程中要采取"旋磨技术"，用镀有一层金刚石的钻头才能将其磨碎。所以说，通过服用普通药物或者蔬果汁，根本无法将粥样硬化斑块吞噬或分解掉。

然而，有部分疾病的确可以通过药物来"疏通"血管，比如急性脑血栓。在血栓形成初期，血栓的质地较为松软，容易被溶栓剂分解。操作起来也很简单，往血管内注入药物即可，但需要在发病早期的数小时内进行。时间拖得越长，效果越差，而且，不恰当的溶栓治疗还会增加出血风险。

部分急性心肌梗死患者也可以采用溶栓治疗，但考虑到溶栓效果和出血风险等问题，一般该治疗方法只在那些没有心脏介入手术条件的基层医院开展，而且只能对早期急性心肌梗死患者进行溶栓治疗。

通过养生保健来延年益寿，是百姓的夙愿。然而，不管是治疗疾病，还是预防疾病，都要掌握正确的方法。如果患上心血管疾病，一定要按照医生的建议，改善生活方式，规律服药；如果没有心血管疾病，切忌滥用药物，包括中药制品、各式保健品等，避免增加不必要的风险。

十三、突发急性心肌梗死，用力咳嗽有用吗？

前段时间，网络盛行一篇关于心梗"黄金10秒自救法"的文章，说是在突发心肌梗死或者严重心脏病时，最初的10秒钟至关重要，一定要在昏迷前不停地深呼吸、用力咳嗽，直到病情缓解。网友们拍手称快，纷纷转载，庆幸找到了一种心梗自救的好方法。

对于这则文章，我算是后知后觉了，最早得知"黄金10秒自救法"还是通过一个突发急性心肌梗死的患者。

事件还原

患者姓马，刚刚40出头，在国企上班，闲暇时光喜欢上网、刷朋友圈。术后病情稳定，精神状态日见好转，便向我请教了一些切身相关的问题，其中就有"黄金10秒自救法"。

患者说，他平时很注重养生保健，网上相关的帖子都会仔细阅读，以便不时之需。当日他胸痛大作，疼痛难耐，到急诊室之前感觉是得了严重的心脏病，索性根据网上的指导方法，用力地吸气、咳嗽，重复了大概几十次。遗憾的是，病情非但没有缓解，反而诱使疼痛加剧，胸腔犹如"岔气"般疼痛。

他百思不得其解：为何用力咳嗽没有任何效果呢？

其实，这个"黄金10秒自救法"是一则典型的网络"伪科普"。操作简单、易学易用，但并不靠谱。

不过，它也并非通篇皆错。突发心脏病时，时间就是生命，尤其是急性心肌梗死，救治速度越快越好。如果心脏停止跳动，可能只需短短10秒钟，人便会发生黑矇、晕厥的情况，如不及时恢复心跳，等待患者的只有死神。

从专业角度来看，用力咳嗽的确会引起人体血压和心跳发生短暂变化。部分急性心肌梗死患者，尤其是右冠状动脉闭塞的患者，容易引发心动过缓、血压降低等表现，如果在医生的指导下深吸气、用力咳嗽，有可能使胸腹内的压力骤然升高，从而升高血压，反射性地加快心跳。该观点在2011年美国心脏学会发布的心肺复苏指南中亦有所提及，被称为"咳嗽复苏"。

然而，并不推荐普通人自己应用这种方法，因为整个救治过程要在医生的指导和心电监护下进行。最为重要的是，用力咳嗽会明显消耗体力，增加心脏的负担，进而加重心肌缺血，甚至导致心脏停搏。

说到这里，很多朋友可能满腹疑问了：一旦突发心脏病，用力咳嗽不行，用力捶胸也不行，到底应该怎么办呢？其实，最重要的解决方式就是稳定情绪、避免不必要的体能消耗，并立即呼叫120急救中心，让专业医生来解决问题。

十四、急性心肌梗死时，不能用药物"融化"血栓吗？

前文已有提及：冠状动脉内形成的急性血栓块会导致血管闭塞，继而心肌细胞因供血中断而发生心肌坏死，这是急性心肌梗死的发病机理。通过冠状动脉造影术，医生可直观地发现闭塞的血管。

如图1-26所示：深黑色的管条状显影是心脏的冠状动脉，如果显影中断，就意味着血管闭塞。将三幅图对比来看，不难发现：图（a）中一支血管（左回旋支）发生闭塞；图（b）是经过手术处理后的造影图，医生在闭塞处安装了一枚支架，使血管重新恢复通畅；而图（c）的红色虫状物，就是把血管完全阻塞的血栓块。

常有患者问：既然是血栓块将冠状动脉阻塞，那为什么不能用溶栓剂将其分解，而非要安装心脏支架呢？

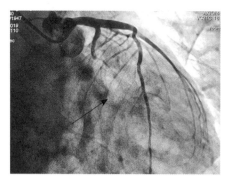
（a）造影左回旋支闭塞

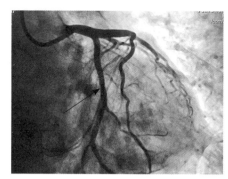
（b）造影安装支架后血管畅通

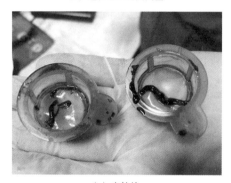
（c）血栓块

图 1-26　安装支架前后造影实例

　　患者的疑惑不无道理。实际上，小部分急性心肌梗死患者的确可以考虑选择溶栓治疗：向血管内注射特殊的溶栓药物，如尿激酶、阿替普酶等，当药物随着血液循环抵达冠状动脉内的血栓块处时，如同用厨房清洁剂清洁油污一样，把血栓块完全分解掉，让血管重新恢复畅通。

　　然而，溶栓剂是否能分解掉血栓块，主要取决于两大关键因素：一是血管闭塞的时间，二是血栓块的性质。

　　如果血管闭塞的时间较长，溶栓剂是无法分解掉血栓块的，就像普通的厨房清洁剂无法清除掉沉积多年的油污一样。2018 年版《ST 段抬高型急性心肌梗死院前溶栓治疗中国专家共识》中对此有所强调：如果无法在 2 小时内进行冠状动脉造影术并安装心脏支架（比如所在医院没有手术条件），可考虑在发病半小时内进行溶栓治疗。发病时间越长（尤其是 3 小时以后），溶栓效果越差❶。

---

❶　根据急性心肌梗死的发病特点和心电图特点，可将其分为急性 ST 段抬高型心肌梗死和急性非 ST 段抬高型心肌梗死。2018 年版《急性 ST 段抬高型心肌梗死院前溶栓治疗中国专家共识》中强调：对于部分发病时间大于 12 小时仍有症状的急性 ST 段抬高型心肌梗死，如果没有条件实施急诊心脏介入手术，也可以考虑溶栓治疗。

再者，并不是所有的急性心肌梗死患者都适合进行溶栓治疗，比如急性非ST段抬高型心肌梗死。即便是符合溶栓条件，溶栓治疗也并不一定能发挥出100%的疗效。因为在部分符合溶栓条件的患者当中，血管的闭塞之处不见得都有血栓块，此时若应用溶栓药物并无益处。值得注意的是，溶栓治疗也有诸多的禁忌证，如果既往有脑出血和胃肠道出血病史，或近半年来有脑梗死病史等，都不建议进行溶栓治疗。

如今，心脏介入技术在飞速发展，医生通过冠状动脉血管造影术能直观地探查冠状动脉的结构和发生急性闭塞的位置，以及是否存在血栓等问题。可以在造影检查术后直接植入心脏支架，最快速度地疏通血管，避免大量心肌坏死，为患者的预后健康提供有力保证。对于多数的急性心肌梗死患者来说，植入心脏支架无疑是"救命稻草"。

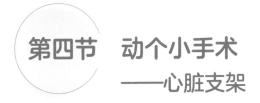

第四节　动个小手术
——心脏支架

一、心脏支架是如何被安装到冠状动脉里面的?

心脏支架植入术是一种微创的心脏手术，不用开刀，便可将心脏支架直接输送到冠状动脉内，让闭塞的血管重新恢复畅通。整个过程究竟是如何完成的呢? 简单来说，可分为三个步骤。

第一步: 通过冠状动脉造影确定血管狭窄或闭塞的位置

在前文中，已经为大家详细介绍了冠状动脉造影术的操作流程。通过穿刺、送管，建立一条体外连接冠状动脉的通道，再通过碘造影剂显影后，就能显示出冠状动脉的全貌，包括血管粗细、是否存在严重狭窄等。

第二步：输送支架抵达病变处

心脏支架是由金属材料编制而成，为闭合型网状结构，外形更像是网状的金属管道（见图1-27）。

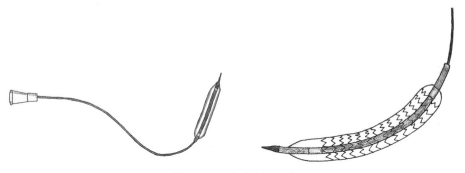

图 1-27　心脏支架系统

整个心脏支架系统包括支架、球囊和输送管三个组成部分。其中，支架套在球囊上，而球囊稳定在输送管上。球囊在使用前是干瘪的状态，和支架紧紧相依。

第三步：释放支架，开通血管

支架定位成功后，输送管尾端须连接一只加压泵，负责给球囊"打气"，就像吹气球一样把球囊撑开，如此一来，依附在球囊上的支架便会贴合到血管壁上，把粥样硬化斑块压扁在动脉壁上，从而达到开通血管、恢复血流通畅的目的（见图1-28）。

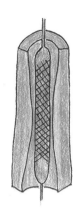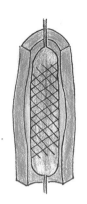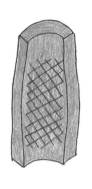

图 1-28　支架释放过程

由此可见，安装心脏支架的原理并不复杂。既然药物不能"分解"粥样硬化斑块，那就"机械"地把斑块压碎、挤扁到血管壁上，从而起到减轻狭窄的作用。

不少患者对植入心脏支架有着诸多顾虑，比如支架是否会移位，支架是否有保质期、是否要定期更换等。

其实，心脏支架一旦成功植入，不会发生移位，也不会掉到其他血管内，甚至想让支架移动都很难，因为经过一段时间后，支架会与血管融为一体。而且，只要没有出现支架内再狭窄、急性血栓等问题，心脏支架可以永久性使用，并不存在保质期的概念。心脏支架并不神秘，在关键时刻，它是救命的法宝。

二、什么情况下应该安装心脏支架?

在第 14 次全国心血管病学术会议上，国内一著名心脏病专家说："12%的患者被过度治疗了，38% 的支架属于可放可不放……现在突出的问题是，不是心脏支架放得够不够，而是被放得太多了。"

他的一席话，掀起一片舆论狂潮，人们对专家言论的片面解读，导致"支架滥用论""技术淘汰论"等观点被推至风口浪尖。术后的冠心病患者忧心忡忡，支架成为他们的一块心病；准备安装支架的患者甚至因此取消了手术计划；各网络媒体对心脏支架议论不断，攻击支架的声音不绝于耳。

国内有此声音，国外亦未幸免。美国哈佛医学院的罗杰博士早在十余年前就公开表示过，在美国每年开展的 100 万例心脏介入手术治疗中，40% 是没有医学根据的。

那么到底什么情况下应该安装心脏支架呢?

让我们先来简单回顾一下冠心病的患病机制。简单来说，冠心病的直接致病原因是冠状动脉内长出的粥样硬化斑块阻塞了血管腔，导致心肌供血不足，继而发生心绞痛甚至心肌梗死。不难理解，治疗冠心病的关键是，如何减轻冠状动脉管腔的狭窄问题。

如果身体的其他器官长出了"异物"，比如肿瘤，采用外科手术切除即可。然而，冠状动脉内长出粥样硬化斑块就没那么简单了，斑块生性顽劣，无法直接将其从血管中铲除，而且一旦形成，很难逆转消退，即便是充分服药，也只可能是减缓斑块体积逐渐增大的进程。

所以，在医生的眼中，心脏支架是拯救冠心病患者的美丽天使。从支架的发明到广泛应用于临床，改善了众多冠心病患者的生活质量，挽救了大量急性心肌梗死患者的生命。然而，并不是所有的冠心病患者都需要安装心脏支架，必须经过医生的详细临床评估而定。如下，为大家介绍两大类要积极考虑植入心脏支架的冠心病人群，仅供参考。

（1）急性心肌梗死患者

当患者突发急性心肌梗死，尤其是急性 ST 段抬高型心肌梗死❶ 时，如就诊医院有心脏介入手术条件，应立即考虑冠状动脉造影检查，并视病情安装心脏支架。手术越早，患者获益越大。

对于急性非 ST 段抬高型心肌梗死来说，医生会通过发病特点和患者的个体状态，评估选择合适的手术时机。从施行手术的难度上来说，大多略高于急性 ST 段抬高型心肌梗死。

（2）稳定型冠心病患者

稳定型冠心病的概念是相对的，可将这类患者简单地理解为症状稳定的患者，他们常会在剧烈活动、情绪激动之后发生心绞痛，但疼痛的持续时间、程度等大致相似，无进展性变化。经冠状动脉造影检查显示，多为冠状动脉中重度的狭窄。换言之，冠状动脉内的粥样硬化斑块还未完全将血管堵塞。

如下情况（见图 1-29），可考虑安装心脏支架：

① 冠状动脉狭窄程度 > 90%，可考虑直接安装心脏支架；

② 冠状动脉狭窄程度 > 70%，且药物治疗效果不佳，可考虑安装心脏支架；

③ 冠状动脉左主干区域狭窄程度 > 50%，可根据病情选择安装心

---

❶ 通过心电图的表现，医生将急性心肌梗死分为急性 ST 段抬高型心肌梗死和急性非 ST 段抬高型心肌梗死。其中，急性 ST 段抬高型心肌梗死往往代表冠状动脉发生急性、完全性的闭塞，而急性非 ST 段抬高型心肌梗死常表现为多支血管、非完全性的闭塞。

脏支架。

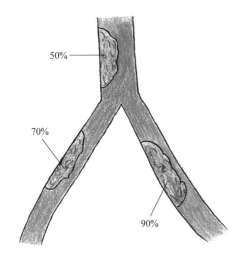

图 1-29 冠状动脉不同程度狭窄

　　上述只是较为基本的安装支架的参考。实际上，在抉择是否安装心脏支架之前，医生会根据患者的症状和造影检查结果，再结合一些特殊的影像学技术，如血管内超声技术、光学相干断层扫描技术等，来综合判断是否需要安装心脏支架。

三、安装支架后，心脏血管能永远保持通畅吗？

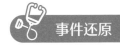

事件还原

病例一：

　　蒋大娘，女，72 岁，半年前被诊断为急性心肌梗死，在冠状动脉左前降支处安装了一枚心脏支架。蒋大娘恢复得不错，住院一周后出院。出院当天，我向她交代了服药的注意事项，再三强调要按时服药，蒋大娘满口答应。

可是，出院后不久的一天凌晨，蒋大娘的家属拨通了我的电话，说老人再次发病，且症状更加严重。抵达急诊室后，我看到她的心电图变化几乎无异于第一次发病，复查造影显示，安装支架后又出现了大量新的血栓。经过长时间的血栓抽吸治疗之后，才将其病情稳定下来。

病例二：

老陈，男，68岁，一年前被诊断为心绞痛，在右冠状动脉安装了一枚心脏支架。

老陈是一名爬山爱好者，只要天气情况允许，每周一次，从未间断，直到患上了心绞痛。据老陈描述，以往一鼓作气登顶不费吹灰之力，可后来体力逐渐下降，一到半山腰就会出现胸痛的症状。而后，在医院诊断为心绞痛，冠状动脉造影检查提示，右冠状动脉近段狭窄程度高达95%，于是安装了心脏支架。

老陈在术后恢复得很好，出院后不久就恢复了爬山的运动，心绞痛症状亦完全消失，但他把复诊的事儿抛至了九霄云外。一年后，心绞痛症状再次发作，遂来我院就诊并复查造影，结果显示原支架处再次发生重度狭窄。术中，我使用了特殊的切割球囊和药物涂层球囊，好不容易才再次将血管打通。

其实，与蒋大娘和老陈类似的病例并非罕见。不少人认为，只要成功植入心脏支架，不适症状没了、病情稳定了，也就"根除"冠心病了。真的是这样吗？

对于冠状动脉来说，心脏支架毕竟是一枚"异物"，身体可能会对之作出一系列反应，最常见的就是急性支架内血栓和支架内再狭窄。正如上述两个病例所反应的：蒋大娘在安装心脏支架后发生了急性支架内血栓，而老陈发生了严重的支架内再狭窄。虽然上述问题的发生与病变类型、疾病特点等诸多因素有关，但仍是心脏支架术后患者必须面对的风险。

在"什么情况下应该安装心脏支架？"一文中有过提及：在植入心脏支架时，医生只需通过单纯球囊扩张技术便可将严重狭窄的冠状动脉机械性地开通，让血管重新恢复畅通。但遗憾的是，近半数患者的冠状动脉会在术后 3 ~ 6 个月内再次发生狭窄。

为了解决单纯球囊扩张后发生血管再狭窄的问题，科学家发明了由不锈钢等金属材料制成的心脏支架。金属材料的心脏支架可以将血管再狭窄率从 50% 降至 25% 左右。很显然，这个临床数据依然不容乐观，因为还有约 1/4 的患者面临血管发生再次狭窄甚至闭塞的问题。

后来，科学家发现，在心脏支架上涂抹一层抗细胞增殖的药物（如雷帕霉素等）之后，能将发生心脏支架再狭窄的概率降低至 5% 以下，这就是现在普遍应用于临床的"药物涂层支架"，而之前的被称为"金属裸支架"。

虽然药物涂层支架能明显降低再狭窄率，但是还存在另一个问题：发生急性支架内血栓。冠状动脉在对抗支架这枚"异物"的过程中，可能会形成急性血栓并将冠状动脉重新阻塞，再次发生急性心肌梗死。

阿司匹林、氯吡格雷、替格瑞洛等对抗血小板聚集的作用正在于此，通过强化对血小板聚集的抑制作用，显著降低急性支架内血栓的发生率。病例一中的蒋大娘，正是因为在出院不久便停用了所有药物，导致再次发生了急性心肌梗死。

研究表明，发生急性支架内血栓的最高危时间段是在术后一周内。随着时间的推移，急性血栓的发生率也随之降低，术后一年发生极晚期血栓的概率极低。这也是要让术后患者服用两种抗血小板聚集药物至少一年的主要原因。

安装心脏支架之后，冠心病患者要注意如下三个方面的内容，以最大限度地预防或减少相关不良事件的发生。

（1）规律服药

如果安装了心脏支架，务必终身服药。有人常有这样的认识误区：千万不能随意安装心脏支架，因为要长期服药。事实上，只要确诊为冠心病，都需要终身服药，在安装心脏支架后，增加的药物一般只有一种，如氯吡格雷或替格瑞洛，其目的也只是为了降低支架内血栓形成等风险。联合用药时间通常为一年，部分患者会缩短或延长用药时间。

（2）规律复诊

心脏支架术后要规律复诊，观察有无症状变化，监测药物副作用，必要时以便调整药物种类或剂量。因为基本上所有的冠心病患者都需要根据血压、心率、症状变化等来调整药物的种类和剂量，尤其是他汀类的降血脂药物。

病例二中的老陈，术后未定期复诊，直至再次出现严重的心绞痛症状才来医院检查，这样是不对的，万幸病情没有突发加重，否则可能会导致心脏性猝死。

（3）复查冠状动脉造影

安装心脏支架的冠心病患者可考虑在术后一年复查冠状动脉造影，查看支架处是否发生再狭窄、其他部位血管是否有新进展的病变等，尤其是那些支架安装在左主干、左前降支近段等部位，以及安装了多枚心脏支架的患者。

有些患者恐惧再次做冠状动脉造影检查，想尝试通过冠状动脉增强CT成像来查看是否存在上述相关问题。但心脏血管在被植入支架后会产生金属伪影，尤其是直径小于3mm的支架，这种金属伪影会影响结果的判读，因此医生常不推荐安装支架的患者进行冠状动脉增强CT成像检查。

一言以蔽之，即便是成功植入了心脏支架，也并非永远高枕无忧了，因为可能会发生支架内再狭窄或急性血栓等不良事件。而且，心脏支架只是解决了已经闭塞或严重狭窄的血管。如果患者的冠状动脉存在多处问题就不好办了，毕竟医生不能把所有严重狭窄的冠状动脉都安装上心脏支架。

然而，大家也不必太过担心，医学技术在不断发展，国内介入手术也在不断成熟，支架相关并发症的发生率越来越低，大多数患者都能通过安装心脏支架而终身获益。

四、选择国产支架还是进口支架？

医生在为患者安装心脏支架之前，会问询患者及家属倾向于选择国产支架还是进口支架。多数人很茫然，对之手足无措。有人说听大夫的，有人说要用最好的支架，更多人则在问大夫两者有什么区别。

要分析国产支架和进口支架的区别，可从三个方面说起。

（1）价格

所谓国产支架和进口支架，指的是支架原产地在国内还是国外。同任何其他商品一样，进口支架须经过正规销售程序，所以售价相对较高。在大连地区，一枚进口支架约16000元，国产支架约8000元。医保患者可享受部分报销比例，进口支架报销约30%，国产支架报销约50%。换言之，如安装一枚支架，医保报销后的自付金额相差约7000元[1]。

不难看出，单从价格角度来说，国产支架有着绝对的优势。在临床工作中，我往往推荐经济条件略差的患者优先选择国产支架。

（2）质量

心脏支架源于西方国家，中国是后起之秀，目前已成为制造心脏支架的大国。就像手机一样，国产品牌的手机早已冲出亚洲，走向世界，为欧美发达国家所认可。

但凡应用于临床的心脏支架，都已通过医疗器械机构的认证，均可放心使用。目前，以国内的应用比例来说，国产支架的使用率远高于进口支架。

（3）不同支架的特点

由于支架的生产工艺、金属材料等不同，各种支架的优势各不相同。比如，进口支架有着较好的可扩张性，直径可从4mm扩张到5.75mm，适合应用于粗大的冠状动脉；国内支架的最小直径为2.5mm，而进口支架的最小直径为2.25mm，后者更适合小血管病变。

所以，总的来说，医生在为患者选择心脏支架时，除了要考虑患者所承担的经济成本之外，更加注重的是支架是否能与患者的冠状动脉相匹配，包括质地的软硬、支架网眼的大小等参数。正如俗话所说的那样：不选贵的，只选对的。

五、安装支架后，能做核磁检查吗？

两年前，我受邀为一家基层医院培训心肺复苏抢救技术。不同于三甲医

---

[1] 参照2019年大连地区的支架价格。

院，这家医院的神经内科、心内科与其他内科统一被划分在大内科病房，病房里既有冠心病患者，也有脑卒中等脑血管疾病患者。

随着心脏介入技术的高速发展与普及应用，不少冠心病患者安装了心脏支架，而这部分人群一旦罹患了脑血管疾病，往往需要进行常规的脑部影像学检查，如脑 CT 等。但有部分疾病类型，如脑干梗死等，仅通过脑 CT 可能无法准确辨识病灶，这时需要进行核磁共振（MRI）检查。如此一来，困扰这家基层医院医生的问题来了：安装心脏支架的患者到底能不能进行核磁共振检查呢？

放射科的医生说，如果体内植入金属物，绝对不能进行核磁检查，因为强磁场对心脏支架有负面影响。事实的确如此，在进行核磁共振检查的时候，患者要取下身上的金属装饰物，脱下有金属的衣物，以免在检查时发生危险。之所以体内植入金属物后不能进行核磁共振检查，主要有以下两个方面的顾虑。

（1）金属支架在强磁场下会发生移位

网络上曾流传过一段视频：核磁机器启动后，强大的磁场把金属材质的轮椅吸附在了机器上。这就是所谓的"导弹效应"。当铁磁性的物体，如轮椅、氧气罐等，在进入带有核磁的强磁场中后，会被其吸附而造成抛射伤害。

心脏支架的主要成分也是金属，按照上述理论来分析，在强磁场的作用下，心脏支架可能会发生移位，甚至损伤冠状动脉。然而，心脏支架其实主要是以弱磁性的不锈钢或者无磁性的金属材料制作的，如钴、铬、镍等合金材料，即便是在强磁场中，一般也不会受力移位。

（2）金属支架在磁场下会发热

金属材料在强磁场中会出现发热反应。但弱磁性材料在磁场中的升温幅度极小，不锈钢支架的升温不会超过 1℃，而无磁性的钴、铬、镍等合金材料不会发生升温反应。

其实，关于安装支架后是否可以安全进行核磁共振检查的问题，一篇 2007 年发表在心脏病权威杂志《循环》上的文章对其早有解读：几乎所有市面上的心脏支架和外周动脉支架都经过了测试，可以安全进行 MRI 检查，而且可以在术后任意时间检查；部分早期的动脉支架可能存在弱磁性，建议在植入 6 周后进行核磁共振检查。另外，《磁共振成像安全管理中国专家共识（2017）》中也给出了相似的指导意见。

目前，常规核磁共振检查的磁场强度为 1.5T 和 3.0T，在安装心脏支架后，完全没必要担心支架移位和致热等安全问题，可以放心检查。

六、生物可降解支架又是什么？

目前主流的心脏支架是由金属制作而成的，如钴、铬等合金材料，一旦安装至冠状动脉内，将永远留存在体内，与患者终身相伴，这也是部分患者恐惧心脏支架的原因之一。

常有患者问：难道没有一种可以被人体血管逐渐吸收的心脏支架吗？其实，普通百姓所想的问题，医学专家们早有研究，这就是"生物可降解支架"。

生物可降解支架的外观、作用及安装过程与传统的金属支架类似。只不过，在被安装到冠状动脉之后，历时数年，支架会被血管组织逐渐吸收、降解，最终消失，其临床优势显而易见。虽然传统心脏支架的金属网很薄，但如果已经安装支架的血管节段再次狭窄，则可能需要再次安装心脏支架，出现"支架套支架"的情况，如此一来，容易发生支架内血栓和血管再次狭窄等诸多问题。而生物可降解支架能有效避免上述问题，因为它可以被血管降解吸收，一旦血管发生再次狭窄，则可以再次安装，有效避免了"支架套支架"的忧患。

任何一项医疗技术或产品在上市之前，都需要经过一系列的试验，来论证其有效性和安全性，对于生物可降解支架来说，依然如此。不过，可降解支架还是命运多舛，应用前景并不乐观。

有研究表明，安装生物可降解支架可能会增加近 1 倍的支架内血栓的发生风险，尤其在安装后的 30 天内，风险会增加约 2 倍之多。一项又一项的大型临床研究证实了生物可降解支架并无临床优势，甚至会增加支架相关并发症的发生风险。专家解释说，生物可降解支架的制作仍存在工艺缺陷，如支架梁的厚度、降解速度、机械强度等因素，这些都是导致其被植入后引起并发症的主要原因。

与此同时，我国的一些支架制造企业也在积极研发生物可降解支架，通过改良支架材料等方式，尝试减小相关并发症的发生率，的确取得了一定的成果。2019年3月，我有幸受邀参加了在辽宁沈阳举办的国产新型生物可降解支架发布会，部分与会专家做了精彩的病例报告，大会还发布了国内相关研究数据，证实了在部分病变类型中，生物可降解支架的作用并不逊于传统的药物涂层支架。

正所谓"尺有所短，寸有所长"，生物可降解支架固然有可自行降解的能力，但可能会增加支架内血栓的发生率，而且也有不能重叠安装、不适用于严重钙化性病变等方面的问题。到底是否能广泛应用于临床，还需要更多的临床数据加以论证。

七、如果冠状动脉严重钙化，还能安装支架吗？

业界一致认为，在整个内科系统中，心内科是极富挑战性的科室之一。多数心内科医生喜欢挑战，尤其是心脏介入治疗领域的医生，每当完成一台高难度手术，都会让他们兴奋不已。我作为其中的一员，对此深有体会。然而，当遇到某些特殊类型的病变时，医生们也会绞尽脑汁、左右为难，冠状动脉钙化性病变便是其中的典型代表之一。

所谓冠状动脉钙化性病变，指的是钙质异常沉积在冠状动脉血管壁的外膜或内膜上，和粥样硬化斑块一同造成冠状动脉狭窄、阻塞。这类钙化性斑块的存在，为安装心脏支架带来了诸多的困难（见图1-30）。

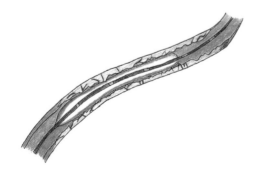

图 1-30　冠状动脉钙化

在"心脏支架是如何被安装到冠状动脉里面的？"一文中，已对安装心脏支架的具体过程进行了详细的阐述：在安装心脏支架之前，需要使用球囊来扩张血管严重狭窄的节段，把粥样硬化斑块挤压在血管壁上，以便于让心脏支架与血管壁紧密贴合，和血管融为一体。

多数斑块质地偏软，普通球囊可将其轻易地挤压在血管壁上，然而，当斑块内存在严重钙化性病变时，斑块的质地会变得硬如磐石，无法使心脏支架与血管壁紧密贴合。此时，如果粗暴地安装心脏支架，会使支架内血栓和再狭窄等并发症的发生率明显增加。

那么问题来了：如果冠状动脉严重钙化，医生便束手无策了吗？

答案当然是否定的，医生可以通过"旋磨技术"来解决血管严重钙化的问题。

冠状动脉内旋磨术是解决血管严重钙化的终极手段，其原理并不复杂：将一根头端带有金刚石颗粒的旋磨探头送至冠状动脉内的严重钙化部位，在体外用氦气加压，让其以约 160000 转 / 分的速度高速旋转打磨，把硬如磐石的钙化斑块磨平、磨碎之后，再安装心脏支架。

在进行旋磨之前，医生会根据血管的直径选择适合的旋磨探头，如果探头太细则无法有效磨碎钙化部位，若探头太粗又容易损伤冠状动脉血管壁。目前主流的旋磨探头的直径有 1.25mm、1.5mm、1.75mm 等型号。

子曰："工欲善其事，必先利其器。"面对复杂的血管病变，纵使医生拥有一身精湛的技术，也离不开这些先进的医疗辅助设备。而且，除了冠状动脉内旋磨术，血管内超声影像技术、切割球囊技术等都在治疗钙化性病变的舞台上发挥着极为重要的临床作用，有之相佐，医生如虎添翼，这些先进技术为众多情况复杂的冠心病患者提供了更加积极的微创治疗方案。

八、到血管里面去看看——冠状动脉血管内超声（IVUS）

常听到一句老话："眼见为实，耳听为虚。"意思是，听来的传闻是靠不住的，亲眼看到的才算是真实的。您相信您的眼睛吗？有时候，亲眼所见的也并非是事物的真实原貌。

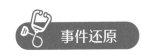

冯老先生当年约 70 岁。因发生频繁的胸痛到当地医院看病，根据其症状表现，医生诊断为心绞痛，并为老冯处了了冠心病药物。老冯服药后，其症状明显缓解，但并未消失。医生建议老冯做冠状动脉造影检查，结果显示：右冠状动脉中段有一处 50%～70% 的狭窄。

医生常说，冠状动脉造影术是诊断冠心病的金标准。老冯的胸痛症状源于右冠状动脉的粥样硬化斑块，已导致血管管腔出现 50%～70% 的狭窄。通过胸痛的症状，结合"金标准"的结果，诊断为冠心病确凿无疑。那么，接下来的问题是：要安装心脏支架吗？

在"什么情况下应该安装心脏支架？"一文中已经有所提及：如果冠状动脉的狭窄程度＞90%，可考虑直接安装心脏支架；如果冠状动脉的狭窄程度＞70%，且药物治疗效果不佳，也可考虑安装心脏支架。但是，老冯的冠状动脉狭窄程度只有 50%～70%，并不具备直接安装心脏支架的治疗指征，可继续优化药物治疗方案。因此，医生为老冯处方了单硝酸异山梨酯、尼可地尔等药物❶。

可是，药物的疗效却并不理想，只要快步行走之后，老冯还是会出现胸部闷痛的感觉。百般无奈，老冯来到我们医院就诊。我院介入治疗小组看了老冯的病例，认同地方医院的诊断和处方，但关键的问题是，右冠状动脉中段的病变真的只有 50%～70% 的狭窄程度吗？

我们决定为老冯重新复查造影，并启用重量级武器——冠状动脉血管内超声来辅助判断。结果不出所料，经超声检查提示：右侧冠状动脉中段的狭窄程度为 80%～90%，以富含脂质成分的软斑块为主，而且肉眼所见没有明显狭窄的血管节段同样有约 50% 的狭窄程度，符合安装心脏支架的治疗指征。最后的治疗过程很简单：在血管的严重狭窄处安装了一枚心脏支架。

结果"架到病除"，手术之后，老冯的胸痛症状消失匿迹了。

---

❶　单硝酸异山梨酯和尼可地尔都是治疗冠心病的常用药物，通过扩张冠状动脉等药理作用来缓解心肌缺血的症状。

其实，医生偶尔也会被自己的双眼所"欺骗"。在进行冠状动脉造影检查时，有经验的医生能通过肉眼所见的造影剂显影来判断血管的狭窄程度，常会将其描述为 50%～70% 狭窄、70%～90% 狭窄、99% 狭窄等，这个结果是相对于正常血管管腔的直径而判定出的。

试想一种极端的情况：如果冠状动脉整体都是均匀的弥漫性狭窄，造影剂显影的血管节段看起来可能是完全"正常"的（见图 1-31），这样能认为是正常的冠状动脉吗？当然不能。这种情况下，就需要特殊影像设备的技术支持了，其典型代表就是冠状动脉内超声显像技术，简称冠脉血管内超声（IVUS）。

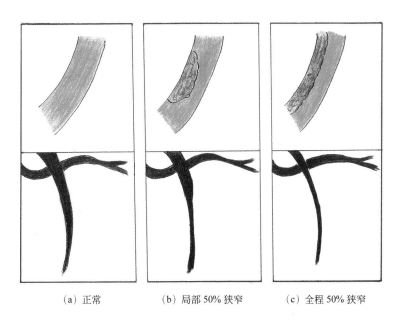

（a）正常　　　　（b）局部 50% 狭窄　　　　（c）全程 50% 狭窄

图 1-31　冠脉超声显示的血管呈像示意图

冠脉血管内超声技术自 20 世纪 90 年代开始应用于临床，它是将微型的超声探头通过导管技术送入冠状动脉内，可以呈现血管管腔和血管壁的横截面图像，既能观察到冠状动脉管腔的形态，又能观察到血管壁的形态，医生还可通过超声的回声来判断粥样硬化斑块的性质等重要信息。

整个操作过程很简单，只要将超声探头送至冠状动脉内即可，相关数据由电脑计算分析而成。缺点是检查费用略高，在大连地区并未全额纳入医保范围，一次需自付约 6000 元（总费用与各地医保政策等因素有关）。

由于检查费用较高等因素，并非所有的医院都常规配置了血管内超声设备，也不是所有的病变类型都需要进行血管内超声检查。但在某些特殊病变类型中，如左主干病变、钙化性病变、临界病变等，有条件者应该积极进行该项目的检查。

除了血管内超声技术，"光学相干断层成像技术（OCT）"亦常用于冠状动脉介入治疗术中，该技术的原理和操作方法类似于血管内超声技术，但该技术有着更高的分辨率和更好的成像质量，它与血管内超声技术取长补短，可为心脏介入治疗提供更为精准的指导建议。

在临床工作中，时而听到有人抱怨："现在的医生水平越来越差，什么都依靠检查，抽血化验、CT、超声……难道没有检查设备就不会看病了吗？"

在这里，我必须为医生们"伸冤"辩解一番。美国著名的外科医生兼作家阿图·葛文德在《并发症》中曾说过："医学是一门不完美的科学，是一个生产不断变化的知识、不确定的信息和容易犯错的人的加工厂。"不可否认，医学是在不断发展中匍匐前行的。在 50 年前，肯定没人会想到，还可以通过安装心脏支架来缓解心肌缺血的症状。如果没有冠状动脉造影检查技术，相信还会有人将应激性心肌病误诊为急性心肌梗死❶。正因科技的飞速发展，医生才能通过各种各样的检查设备，更加充分地理解疾病、诊疗疾病。

我也相信，在不久的将来，会涌现出更多的技术和影像设备来辅助和指导医生的工作，为人类健康事业带来更多的福祉。

九、不得已的大手术——心脏搭桥手术

多年以来，心脏科医生一直致力于研究如何解决冠心病患者的心肌缺血问题，大多数药物只能一定程度地降低疾病的发生风险和对机体的损害，并不能完全开通狭窄或闭塞的冠状动脉血管。科技在日新月异地发展，聪明的人类脑洞大开，花式方法应运而生。其中，冠状动脉旁路移植术无疑是心脏病治疗史上较为显赫的突破之一，该技术就是人们所说的心脏搭桥手术。

心脏搭桥手术到底是怎么完成的呢？它与心脏支架手术有什么区别呢？为了便于理解，我们比拟一下冠心病的场景：如果在一条高速公路上，两辆车不

---

❶ 应激性心肌病是一种由于强烈情绪应激而导致的心肌损害性疾病，其临床过程和心电图特点与急性心肌梗死极为相似。

慎追尾导致交通拥堵，应该如何应对这场交通事故呢？

解决方法很简单：一是迅速移走肇事车辆，重新恢复交通；二是等待通行的司机换道而行，开辟一条前行的新路径。前者类似于安装心脏支架的原理，通过支架的植入，迅速清理冠状动脉内的斑块、血栓等异物，让心脏血流恢复至相对正常的状态；后者则为心脏搭桥手术，即取出一根自身的血管（内乳动脉或大隐静脉），绕行并跨越狭窄或闭塞的区域，使心肌重新得到充足的血流灌注（见图1-32）。

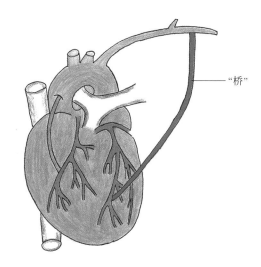

图 1-32　心脏搭桥

显而易见，心脏搭桥手术与心脏支架手术的终极目的是一致的：都是为了恢复心肌细胞的血流灌注，解决心肌缺血的问题。但是，两者之间也有一些区别。

第一，心脏搭桥手术是一种通过外科手术解决心肌缺血的方式，由心脏外科医生完成，因为是开胸手术，对身体有一定程度的创伤，术后恢复时间较长，这也是部分患者不愿接受心脏搭桥手术的主要原因之一；而心脏支架手术是微创的手术方式，不用开刀，通过局部穿刺动脉即可完成，对身体的创伤较小，病情稳定的患者在术后不久便可自由活动。

第二，心脏搭桥手术和心脏支架手术的具体适应证不同。前者主要适用于严重的左主干病变、三支病变、钙化性病变等；后者在血管内超声技术、旋磨技术等现代介入技术的支持下，可适用于大多数的病变类型。

在实际临床工作中，优选哪种手术作为治疗方式并非由医生凭空决定，而是根据患者的病变类型进行具体的评分，最后通过评分结果来定。如SYNTAX评分系统，冠状动脉的病变越严重，则该分数越高。当 SYNTAX 总分 ≥ 33 时，心脏搭桥手术的临床治疗效果和预后情况要优于心脏支架手术。

在心脏介入技术迅猛发展的今天，心脏支架手术解决了大多数冠心病患者的难题，甚至有人戏称，心脏支架手术将逐步取代心脏搭桥手术。实际上，这是不可能的，心脏搭桥手术有着心脏支架手术不可取代的优势。比如，对上述SYNTAX 评分 ≥ 33 的冠心病患者来说，医生更推荐进行心脏搭桥手术。其中的道理不难理解：如果冠状动脉发生多处严重狭窄，病变复杂，这种情况并不利于安装心脏支架，医生总不能把心脏血管铸成一条"金属管道"吧。

第二章

心脏的头号天敌
——高血压

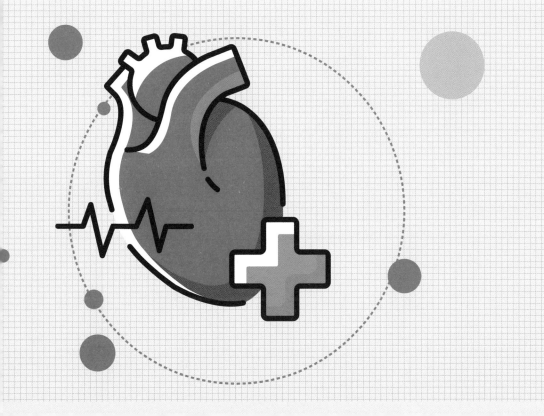

第一节　好好的血压怎么就高了
——血压的相关概念和病因

一、血压有什么用?

水在管道中流动时会对管壁产生一定的压力，血液也是如此，在血液流动的过程中会对血管壁产生一定的压力，这就是血压。

众所周知，全身回流的静脉血液都会经过心脏，并在肺循环中与氧气结合变成富含氧气的动脉血液，而后心脏像"泵"一样，把血液泵至大脑及全身脏器（见图 2-1）。维持血液循环正常运行的前提之一便是心脏要有强大的收缩能力，这台"血泵"的功率要足够强大，就像洒水车给树木浇水一样，树木要想得到充分的灌溉，需要车泵的发动机有着足够强大的动力。当然，维持正常的血液循环，仅靠心脏的动力是远远不够的，还需要血压的推动作用。

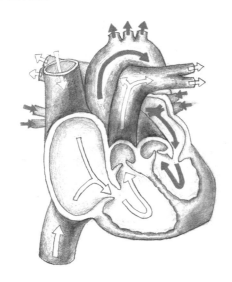

图 2-1　心脏血液循环

洒水车的输水管多由塑胶等材料制成，水管没有可扩张的能力，而动脉系统并非如此，它既可扩张亦可收缩，具有强大的弹性。心肌每次规律性地收缩，可泵出 60～80mL 动脉血液，但其中只有 1/3 的动脉血液直接被输送到大脑和其他各大器官，剩下 2/3 的血液则暂时储存在主动脉和大动脉内。随后，具有弹性的大动脉血管通过主动的"收缩－舒张"作用，再将血液完全输送到身体各处。此时，动脉血液在主动脉根部会形成一定的压力，根据时期不同分为收缩压和舒张压，也就是所谓的高压和低压，我们可以通过测量上臂的肱动脉压来获得具体数值。

医生平时说的血压，多指动脉血压，即动脉血液对动脉血管壁的压力。其单位常用 kPa 来表示，但医生更习惯用毫米汞柱（mmHg）来表示，1mmHg=0.133kPa。

通过上文描述，我们不难理解，身体各大器官能否得到充足的血液供应主要取决于心肌的收缩力和血压值。血压值过高，会增加心脏的泵血负担，对血管壁和外周脏器产生不利的影响，增加冠心病、脑血管病、心肾功能衰竭等的发生风险；反之，血压值过低，亦会出现乏力、头晕等器官供血不足的症状。所以对于血压来说，不高不低，才恰到好处。

二、血压多少是正常？

血压是血液流动的推动力，只有保证足够的压力值，才能推动动脉血液抵达全身各大器官。然而，血压在每个血管节段的数值是不同的。当血液从心脏被泵出后，血压值会随着血管距离心脏变远而不断降低。比如，在主动脉时的平均血压为 100mmHg，抵达器官的微动脉时降为 85mmHg，到毛细血管时为 30mmHg，在微静脉时只有 15～20mmHg，从外周静脉回流至右心房时则几乎为 0。所以，在不同位置测量的血压值是不同的。

医生无法直接测量主动脉的血压，通常采用上肢肱动脉（肘窝处）的血压值作为代表。

随着年龄增加，血压也会随之升高。新生儿的收缩压仅约 40mmHg，出生后血压会迅速升高，到第一个月末可达 80mmHg。之后，血压逐渐升高，到 12 岁时约为 105mmHg，17 岁时达到相对稳定的状态，约 120mmHg。此后，血压随着年龄的增加而缓慢升高，60 岁时的收缩压约为 140mmHg。

常有患者问：为什么每次测量的血压值不同呢？比如，有时血压为 120/70mmHg，有时却变为 125/75mmHg，是血压计不准确，还是操作错误呢？其实，主要原因是人体的血压是在不断地波动变化的。

正常的动脉血压呈周期性波动：夜间血压较低，清晨起床后血压迅速升高。多数人在上午 6~8 点、下午 4~6 点各有一个血压高峰，晚上 8 点以后血压逐渐下降，凌晨 2~3 点血压降至最低点，这就是所谓的"两峰一谷"现象（见图 2-2）。

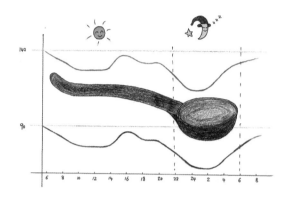

图 2-2　勺形血压

整体的血压波动曲线好似一把"勺子"，故亦称之为"勺形血压"。实际上，并非所有人的血压曲线都是勺子形状的，部分人的夜间血压和日间血压相似，甚至夜间更高，这就是所谓的"非勺形血压"或"反勺形血压"。

血压在每日间是波动的，在不同季节间也是波动的。在冬季，外界气温偏低，外周血管收缩，血压略高；在夏季，外界气温偏高，外周血管扩张，血压略低。这也是高血压患者在换季时要到门诊随诊、调整用药的主要原因之一。

那么，血压值的正常范围是多少呢？

健康青年人在安静状态下的血压多在 100~120mmHg/60~80mmHg。不论是在日间的不同时间段，还是在不同季节，高压在 90~140mmHg 之间、低压在 60~90mmHg 之间，都算是正常的血压范畴❶。

---

❶　如果高压多次高于 140mmHg，可考虑诊断为高血压，这指的是"诊室血压"，即在医院测量的血压值。

三、血压多高算高血压?

高血压病是如今极为常见的慢性病之一。据《中国心血管病报告（2018）》指出，我国的成年人中，高血压的患病率约 27.9%，患病总人数约 2.45 亿。也就是说，平均每 4 个成年人就有 1 名高血压患者。超高的高血压发病率着实让人惶恐。

然而，很多人（甚至包括高血压患者）却不知道何为高血压，多高的血压算是高血压？我曾经多次在健康科普课上询问听众这个问题，有人说是收缩压高于140mmHg 算高血压；有人说老年人血压值超过 150mmHg 才算高血压；也有人说在家测量血压，如果收缩压超过 135mmHg 就算高血压。他们说的都对吗？

其实，所谓的高血压，指的是以血压异常升高为表现的临床综合征。说白了，不管有无不适的症状，只要血压超过正常值就算高血压。

换言之，如果血压 ≥140/90mmHg，就归属于高血压的诊断范畴了，但有如下三个方面的补充内容。

① 如果高压 ≥140mmHg，或低压 ≥90mmHg，只要符合其中一条即可考虑诊断为高血压（比如 130/100mmHg、150/80mmHg、160/100mmHg，都符合高血压的诊断标准）。

② 单次血压 ≥140/90mmHg 不能直接诊断为高血压，必须非同日三次以上的血压 ≥140/90mmHg 才能诊断为高血压。

③ 诊断成人高血压的数值标准与年龄无关，老年人和中年人的高血压诊断标准皆为 ≥140/90mmHg。

根据《中国高血压防治指南（2018 年修订版）》，除了常规的"诊室血压"诊断标准，还可以通过家庭自测血压和监测动态血压的方法来诊断高血压。其中，家庭自测血压指的是患者在家中测量的血压，而动态血压指的是通过 24小时动态血压仪测量的血压。具体诊断标准如下。

① 家庭自测血压 ≥135/85mmHg。

② 24 小时动态血压：

　　24 小时平均血压 ≥130/80mmHg；

　　白天平均血压 ≥135/85mmHg；

　　夜间平均血压 ≥120/70mmHg。

总而言之，140/90mmHg 是诊断高血压的常用标准，准确来说是"诊室血压"的诊断标准，也就是在医院或诊室里测量的血压值。比如138/88mmHg 这个血压值，如果是在诊室测量的数值，则不能诊断为高血压；但如果是在家自测的血压值，就要考虑诊断为高血压了。

四、血压多低算低血压？

不论是在日间的不同时段，还是在不同季节，如果血压低于 90/60mmHg，则符合低血压的诊断范畴。

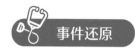

事件还原

低血压者并不少见。林美玉是我的高中同学，记得在第一次班会上，她介绍自己："我叫林美玉，林黛玉的林，美丽的美，林黛玉的玉。"她因此而得一绰号——小林黛玉。

我们毕业后许久未见，后来她得知我在中心医院工作格外兴奋，因为她"经久不愈"的顽疾又发作了。当年，林美玉不但名字和林黛玉相似，就连身子骨也与其颇为相似：皮肤白皙、身材娇小。高中时，她从不上体育课，她自己解释说经常头晕、乏力，同学们当时还以为她在故意偷懒。

在临床工作中，我们经常会遇到像林美玉这样的病例：年轻女性，体质瘦弱，时常有头晕、乏力等症状。很多人会认为这是体质差的表现。但作为医生，自然不会"想当然"地认为。对于每个患者，无论病情轻重与否，医生都会根据症状表现、个体情况，逐一排查可能引发症状的疾病。

一般来讲，针对林美玉的身体状况，首先要排除四大类常见的疾病：营养不良、贫血、甲状腺功能减退（甲减）和低血压。

林美玉虽然体弱，但饮食没问题、消化功能尚可，不支持营养不良的诊断标准；她体检时的血液化验指标正常，血红蛋白为 130g/L，排除了贫血；甲状腺功能的指标也完全正常，也不是甲减；所以余下最可能的诊断即为低血压。我当即在门诊为她测量了血压，结果为 85/55mmHg。追问她以往测量的血压值，基本都是在 90/60mmHg 上下浮动。结合病史，可考虑诊断为低血压。

在医学上，把血压低于 90/60mmHg 视为低血压，常因严重的心脏病、失血、感染、药物等因素诱发，血压过低甚至会导致"休克"，如心源性休克、感染性休克等。但是，有一种低血压称为原发性低血压，亦称体质性低血压，属非病理性的，发病者无器质性疾病，亦找不到具体病因，常见于正常的"健康"者。

原发性低血压的人群往往具备如下特征：青年女性、体质较差的瘦弱者、有家族遗传倾向。这三项指标林美玉基本全占：34 岁，身高 160cm、体重 45kg、体重指数 17.6，她的母亲也是低血压。

原发性低血压的症状表现不一：轻症者，可无症状；重症者，可出现乏力、疲劳、头晕甚至黑矇、晕倒等，尤其是在天气炎热时，症状会更明显。

目前来讲，并没有治疗原发性低血压的特效药物。虽然说遗传因素是无法人为改变的，但可以通过调整生活方式来改善"低血压"的体质。

其一，改善饮食结构，增加膳食营养，多摄入富含优质蛋白质的食物，如瘦肉、鸡蛋、豆制品等，将体重指数控制在合理的范围（18.5~24）。

其二，加强运动锻炼，增强身体素质，建议经常进行户外的有氧运动，每周至少运动 5 天，每天至少 30 分钟。

如果做到如上两个方面，多数原发性低血压患者都能将血压调整到正常的范围内。林美玉采纳了我的建议，在改善膳食营养的基础上，学会了打羽毛球，并加入了羽毛球队，据说在单位运动会中还取得了骄人的成绩。当然，她的低血压症状也基本消失了。

五、人到底是怎么患上高血压的呢？

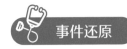

大海是我的好友，名牌大学毕业，30多岁就在当地的房地产圈中小有名气，绝对是年轻有为。一次聚会中，大海告诉我他近期总是感觉头昏脑涨，头顶像扣了只锅盖一样。他怀疑是工作压力大、睡眠不好导致的问题。

与他攀谈间，医生的直觉提示我问题并不简单。由于工作关系，大海体形偏胖，生活极不规律，经常熬夜，还是个彻头彻尾的烟酒爱好者。不仅如此，大海还有心脏病的家族史，爷爷患有脑血栓病，父母皆患有高血压病，他算是高危的心脏病"预备患者"。

高血压最常见的症状就是头晕、头痛、头涨等。结合大海的情况，我高度怀疑他患上了高血压。果不其然，大海当晚在家测量血压，结果高达180/110mmHg。我为他处方了降压药物，服用数日后，不适症状完全消失。大海问我："我未及不惑之年，怎么就患上了高血压？"

类似大海这样的患者并不少见，高血压的发病率实在是高得让人恐慌。目前，我国每4名成年人中，就约有1名高血压患者，而且，高血压正朝着年轻化的态势发展。

在《内科学》教材中，把高血压定义为"以血压增高为表现的临床综合征"，主要分为两大临床类型，即原发性高血压和继发性高血压。其中，原发性高血压指的是由遗传、生活方式、环境等综合因素导致的高血压，换言之，原发性高血压并无特定的具体病因，是我们常见的高血压类型，占总体高血压的90%以上；而继发性高血压是由一些特定疾病导致的高血压类型，比如由原发性醛固酮增多症等引起的高血压，去除原发病的影响之后，继发性高血压有可能得到根治。本文中，暂不对继发性高血压的病因做过多解释。

不难得出结论：高血压病并非是由单一因素导致的疾病，而是由遗传和环境等因素相互作用所导致的疾病。分析下来，大致有如下因素。

（1）遗传因素

高血压具有明显的家族遗传性。据统计，约三成高血压患者的发病与遗传因素相关。有研究指出，双亲均无高血压、双亲一方有高血压、双亲皆患高血压三者相比，其子女患高血压的概率分别约为 3%、28% 和 46%。

（2）饮食因素

之所以高血压的发病率在逐年增加，与饮食因素也有着很大的关联。

① 高钠低钾饮食

目前建议成年人的每日摄盐量应低于 6g。2012 年的全国调查发现，我国成年人每天的盐摄入量约 10.5g，北方部分地区甚至高达 12～15g。过高的盐（钠盐）摄入量会明显增加高血压的发病率，这也是北方人的血压水平略高于南方人的原因之一。

钾离子的作用与食盐中的钠离子恰恰相反，它能辅助降低血压。目前人们的日常饮食当中，富含钾的食物（如新鲜的蔬菜、水果等）占比较低，这是引发高血压的影响因素之一。

有些营养专家推荐食用低钠盐（加入钾盐），其主要目的是适当增加钾盐的摄入量，来防治高血压。在我看来，通过食用充足的蔬果来补充钾盐更为实际一些，因为蔬果类食品还能提供其他的维生素、矿物质等营养元素。

② 过量饮酒

目前关于饮酒对心血管健康影响的结论尚不统一。有人认为，适量饮酒能降低冠心病的发病风险；有人认为，即便是少量饮酒也会增加心血管系统疾病的发病风险。毋庸置疑的是，过量饮酒能明显增加高血压及其他心血管疾病的发病风险。

（3）超重和肥胖

近年来，我国居民超重和肥胖的比例不断增加。35～64 岁中年人的超重率约为 38.8%，肥胖率约为 20.2%。不管是超重还是肥胖，都能明显增加高血压的发病率。研究发现，随着体重指数的增加，超重者和肥胖者的高血压发病率是正常血压者的 1.16～1.28 倍。

（4）长期精神紧张

长期精神紧张能令高血压的发病风险增加约 1.18 倍。城市里中青年白领的工作压力大，常伴有焦虑等心理问题，这也是导致高血压发病的主要影响因素之一。正是基于精神紧张的因素，脑力劳动者的高血压患病率常明显高于体力劳动者。

（5）吸烟

吸烟有百害而无一利。烟草中的有害成分能直接破坏血管的内皮层，损伤血管的舒张功能，同时刺激机体的交感神经系统，共同导致血压升高，这也是在测量血压之前不能吸烟的原因所在。

其实，除了上述因素之外，年龄增加、缺乏体力活动、高血糖、高血脂、药物因素（如避孕药、非甾体类抗炎药、甘草等）均能增高高血压的发病率。近年来，大气污染问题也备受关注，医学家发现，长期暴露于 $PM_{2.5}$ 的环境中也会促使发生高血压。

回过头来，再分析大海的情况：有高血压家族史、吸烟、饮酒、精神压力大、肥胖。大海具备五项高血压常见的致病因素，所以说，他不到 40 岁便患上高血压病，就不足为奇了。

六、为什么血压在家测正常，到医院就高了呢？

事件还原

顽固的血压问题困扰了孟大姐许久。她的主诉很简单：在医院血压很高，在家血压很低。借用她的话来说：简直没法服药，因为不用药的话，到医院测高压会飙升至 180mmHg；用药的话，在家测高压会低至100mmHg。

孟大姐约 50 来岁，正处于更年期，平素频繁出现头晕、心慌、多汗的症状，在当地医院咨询过数个心脏病专家，都被诊断为高血压病。从门诊病历的记录来看，孟大姐就诊时的血压多在 160~180/95~100mmHg 之间，的确可考虑诊断为高血压病。通常情况下，针对孟大姐的血压水平，医生多会直接处方两种以上的降压药物，才可能将其血压控制在理想的范围之内。

来到我的门诊时，孟大姐显然已经失去了治疗的信心，因为服药后，在家测量血压处于偏低的状态，而到医院复测则血压较高。孟大姐百思不得其解。

其实，临床上与孟大姐相似的状况并不少见，尤其多见于情绪易紧张者。为了证实我的猜测，我让孟大姐停用药物一周时间，并在此期间保持充足的睡眠和休息，而后完善了一项重要的检查——24 小时动态血压监测。

事实证明，孟大姐的测量方法无误，她并未向医生说谎。孟大姐白天的平均血压约为 130/80mmHg，夜间的平均血压约为 115/70mmHg，并不符合高血压病的诊断。那么问题来了，为何孟大姐一到医院就出现高血压了呢？

这就要说到 24 小时动态血压监测了。动态血压监测是通过 24 小时佩戴动脉血压监测仪，随时、多次、自动记录全天血压值的检查项目，是高血压患者的基础检查项目之一。动态血压监测能准确评价不同时段的血压水平及变化曲线，有利于高血压的诊断及评估用药方案，尤其适用于血压曲线不符合"两峰一谷"现象的高血压患者。再者，孟大姐强调自己在家自测血压时基本处于正常的范围之内，那是否存在测量方法错误的问题呢？这都可以通过 24 小时动态血压监测来进一步验证（见图 2-3）。

其实，孟大姐属于一种特殊的高血压类型——白大衣高血压。早在 1983 年发表在《柳叶刀》杂志上的一篇文章就描述了一个病例：为患者测量血压时，当身穿白大衣的医生进入诊室后，患者的血压突然增高，在 4 分钟内达到最高值，血压升高了 27/14mmHg，此后 10 分钟内血压逐渐回降。之后，这种短暂血压升高的现象被称为"白大衣效应"，这种高血压类型也被称为"白大衣高血压"。

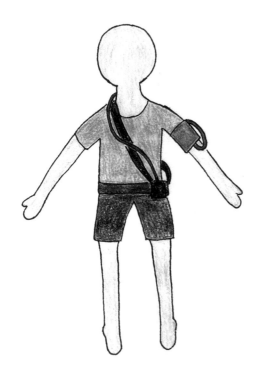

图 2-3　24 小时动态血压监测

　　白大衣效应的发生机制与患者的应激反应和警觉反应等因素有关。当患者遇到医生后，会产生紧张情绪，进而导致身体分泌大量升高血压的激素。白大衣高血压多见于情绪易紧张者，这提示高血压与患者的心理因素密切相关。

　　孟大姐在家时，情绪放松，血压水平较为平稳，一到医院见到穿白大衣的医生后，即刻产生了紧张情绪，导致血压一过性增高。再者，在每次就诊测量血压之前，她也没有在诊室外放松静坐休息足够的时间，这也会进一步导致血压"虚高"。

　　我并未给孟大姐处方任何降压药物，只是为她详细解释了此类高血压的致病原因。因为对于白大衣高血压患者来说，稳定他们紧张的情绪，配合适当的心理疏导才是最重要的环节。

　　两年后，孟大姐平稳度过了更年期，心慌、多汗的症状没有了，血压异常的问题也顺利解决了。

七、为何有的人高压高，而有的人低压高呢?

在"血压多高算高血压?"一文中有述：血压值≥140/90mmHg可考虑诊断为高血压，不管是高压≥140mmHg，还是低压≥90mmHg，只要满足其中一条指标即可确诊。

从高压和低压升高的程度来看，可将高血压分为三种类型：一种为单纯以收缩压升高为主，如血压为150/80mmHg，称为单纯收缩期高血压；一种为单纯以舒张压升高为主，如血压为130/100mmHg，称为单纯舒张期高血压；一种为高压和低压同时升高，如血压为150/100mmHg。

之所以有如此差别，主要源于不同类型高血压的发病机制不同。单纯收缩期高血压多见于中老年高血压群体，主要与动脉弹性功能减退等因素有关；而单纯舒张期高血压多见于青年高血压群体，主要与肥胖、交感神经系统过度兴奋等因素有关。

这个机制并不难理解。众所周知，动脉硬化与年龄密切相关。正如崭新而富有弹性的车胎一样，随着使用年限的增加，必然会出现老化、弹性减退的问题。动脉血管也是如此，随着年龄的增加，动脉血管老化、弹性功能减退，便会导致血压升高，所以会表现为以单纯的收缩压升高为主；而年富力强的中青年人较少发生动脉血管老化的问题，但肥胖、超重等因素会使外周动脉血管的阻力增加，故表现为以单纯舒张压升高为主。

虽然同为高血压，单纯收缩压升高与单纯舒张压升高的患者在选择降压药物方面还是有所差别的。比如，单纯收缩压升高者常会优选适合老年人群的钙通道阻滞剂（地平类药物）；单纯舒张压升高者常会优选适合年轻人的血管紧张素转换酶抑制剂（普利类药物）或β受体阻滞剂（洛尔类药物）等。

当然，如何区分和对待单纯收缩期高血压与单纯舒张期高血压是医生的工作。对于普通人来说，一旦发现血压升高，不管是以收缩压升高为主，还是以舒张压升高为主，都应到医院就诊，医生会根据患者的血压水平和相关指标进行鉴别诊断，选择最适合患者的个体化治疗策略，以最大限度地减小高血压带来的不适症状和心脑血管系统并发症的发病风险。

八、打呼噜和高血压有关吗？

睡觉中打呼噜的人很多，不少人愿用"鼾声如雷"来形容睡得很深、很香。但事实却恰恰相反，经常打呼噜并非是一件值得庆幸的事儿。

 **事件还原**

多数人的血压呈"两峰一谷"的曲线，即在上午 6~8 点、下午 4~6 点各有一个血压高峰，晚上 8 点以后血压逐渐下降，在凌晨 2~3 点左右血压降至最低点，专业上称之为"勺形血压"。但是，患者张铭的血压曲线却反其道而行之：夜间反而升高。通过 24 小时动态血压监测发现，张铭日间的平均高压是 150mmHg，夜间高于日间约 20mmHg，高压达 170mmHg。

带着对自己血压的疑问，张铭到门诊找我看病。初见张铭，他已是体形肥硕的大胖子，身高 180cm，体重近 130kg，挺着大肚子，步态极似怀胎十月的孕妇。倘若张铭本人不说，您绝对猜不到他原来是一名职业运动员。从专业队退役后，由于运动量急剧下降，体重逐年增加，继而出现了一个新问题——打呼噜。每逢夜深人静时，阵阵鼾声吵得他的爱人无法入眠，他的爱人甚至担心张铭会在呼噜中憋死过去。

起初，张铭并未在意打呼噜的事儿，只想解决高血压的问题。但张铭不知道的是，夜间血压异常增高和打呼噜有着直接的关系，打呼噜和肥胖之间同样有着较大的关联。

打鼾，又称打呼噜，与气道狭窄等因素有关。当人吸气时，空气必须通过鼻腔、咽喉、肺这三个关键部位。如果气道狭窄，当空气经过狭窄部位时，会产生气流旋涡，引发悬雍垂和舌根快速震动，继而产生呼噜声。

有人天生气道狭窄，或存在扁桃体肥大等问题，夜间平卧休息后容易出现舌根下坠、咽部肌肉塌陷等情况，造成上呼吸道狭窄。体形肥胖者的颈部脂肪较多，也容易造成呼吸道狭窄，继而发生打呼噜的现象。

那打呼噜是怎么与高血压扯上关系的呢？

人生中约有1/3的时间在睡眠中度过，良好的睡眠质量是体力与精力恢复的重要保证。睡中轻鼾一般对身体健康和睡眠质量并无太大影响，然而，当出现严重打鼾而导致呼吸暂停的现象时，则要引起高度注意了，这可能是某些疾病的信号。

具有肥胖、嗜睡、呼吸困难等表现的被称为肥胖低通气综合征。此后，根据多导生理记录仪的描记结果，将睡眠中发生的呼吸暂停分为阻塞型、中枢型和混合型三种，临床上以阻塞型多见。

睡眠呼吸暂停，指的是在睡眠中口鼻通气中断10秒以上。所谓的睡眠呼吸暂停综合征，指的是在7小时的睡眠时间内，出现呼吸暂停与低通气的情况达30次以上。

在反复呼吸暂停与低通气的过程中，体内的氧气含量降低，二氧化碳含量升高，不断刺激心脏交感神经系统，增加了心脏的兴奋性，继而诱发心律失常与血压升高。研究数据统计，约40%的阻塞性睡眠呼吸暂停综合征合并有高血压，该因素也被认为是导致高血压发生的独立危险因素。

故事中的主人公张铭在肥胖前没有明显打呼噜的现象，经呼吸睡眠监测检查提示，符合阻塞性睡眠呼吸暂停综合征的表现。此时，最佳的解决办法有：保持侧卧的睡眠习惯、减轻体重、使用无创呼吸机辅助通气等。

经过近两年的调整，张铭的体重从130kg成功减至80kg，身材变得矫健如初。通过调整用药，血压也平稳了。经过呼吸科的对症治疗，打呼噜的症状也明显缓解了。

由此可见，打呼噜并非是高质量睡眠的表现形式。如果您身边的朋友出现了严重打鼾并伴呼吸暂停的问题，建议及时到医院呼吸科或耳鼻喉科就诊，必要时完善呼吸睡眠监测等检查，早期排查是否有睡眠呼吸暂停综合征。当然，肥胖者是这一疾病的高发人群，可能通过减重会减轻打鼾的情况。而如果是由于扁桃体过度肥大等原因所致的打鼾，可能就要通过手术等方式来解决问题了。

九、妊娠能导致高血压吗？

小吴初来我的门诊时怀孕刚满 5 个月，她身高约 160cm，体形较胖，进来时一手轻抚腹部，一手托着腰身，用孕妇特有的步姿走进诊室。她是因为血压问题前来就诊的。

在妇产医院做妊娠例行检查时，医生发现小吴的血压为 150/100mmHg，高于正常血压的上限（140/90mmHg）。小吴的父母都是高血压患者，父亲还因此患上了脑梗死，身体偏瘫、行动极为不便，她深知高血压的危害。当医生告知她可能患上了高血压后，惊慌不已的情绪冲淡了怀孕带来的喜悦。

据小吴回忆，她在怀孕前的血压基本在 120/80mmHg 上下，从未超过 140/90mmHg，没有头晕、头痛等症状，不知从何时开始血压悄然升高。我详细问询了病史，并让她做了尿常规、肾功能等相关检查，结果一切正常。我十分理解一位准妈妈的心情，安抚并叮嘱她要注意休息、控制体重、限制盐的摄入量等，同时密切监测血压，如果血压继续升高，可能就要服药了。

为孕妇处方高血压药物，医生往往慎之又慎。比如，血管紧张素转换酶抑制剂（普利类药物，如培哚普利等）是绝对禁忌的，因为该类药物可能导致胎儿畸形；利尿剂可能会导致血容量下降，通常也不作为妊娠高血压的首选药物。所以，医生会根据孕妇的血压高低，并结合是否存在并发症等方面的问题，来综合评价其是否需要服药治疗。

虽说小吴的血压存在轻度升高的现象，但她无不适症状，亦无相关并发症，因此考虑通过改善生活方式等来控制血压。

或许是因为没有为她处方药物，小吴放松了警惕，也未定期监测血压。我再见小吴时，她已妊娠 38 周。当时血压高达 180/120mmHg，并出现大量尿蛋白，心脏功能也出了问题，产科医生建议立刻剖宫产，终止妊娠。

小吴很幸运，虽然发生了严重的高血压并发症，但好在最终母子平安。但她却自分娩后一直无法脱离降压药物，为了婴儿的健康，她主动放弃了母乳喂养。

而后经我了解，小吴当初并未严格按照我的建议来做，为了给胎儿增加足够的营养，她在妊娠中后期肆无忌惮地进食，最终体重一路飙升了约 30kg，为日后的严重高血压埋下了隐患。

这是一则典型的妊娠期高血压案例，即由于妊娠而导致的高血压类型。和原发性高血压不同，妊娠期高血压是继发性高血压的一种类型。教科书上把妊娠期高血压定义为妊娠 20 周后首次出现高血压，收缩压 ≥ 140mmHg 和（或）舒张压 ≥ 90mmHg，常于产后 12 周内恢复正常。

对多数血压正常的孕妇来说，一般在怀孕之后血压会逐渐轻度降低，到孕中期（20 周左右）下降至最低点，较基础值下降约 5～10mmHg。由于受血容量增加等因素的影响，一些人可能会在妊娠 20 周以后出现血压异常升高，并超过 140/90mmHg；部分严重者可能会出现尿蛋白（称为子痫前期），甚至出现严重的心、脑、肾等器官损伤，危及孕妇和胎儿的健康。通常情况下，医生会根据孕妇的身体情况进行判断，必要时终止妊娠。

有数据统计，约 10%～15% 的妊娠者出现了妊娠期高血压，部分人群需要格外注意发生子痫等严重的高血压并发症，特别是年龄 ≥ 40 岁者、肥胖者（体重指数 ≥ 28）、以往有心肾疾病者、孕早期蛋白尿者、多胎妊娠者等。

孕妇要警惕如下异常的身体预警信号，早期自我识别妊娠期高血压。

（1）异常症状

若出现头痛、头晕、眼花、胸闷、上腹部不适或其他消化系统症状，可能提示出现了血压异常升高、心功能异常等情况。

（2）水肿

由于血容量增加等因素，多数孕妇可能出现下肢浮肿的现象，但如果出现了严重浮肿（如发生颜面部或全身浮肿）的现象，一定要及时检查是否出现大量尿蛋白的情况，并同步排查高血压、心力衰竭等问题。

（3）心率

静息状态下，孕期脉率会增加 10～20 次 / 分。比如，未怀孕前的静息心率为 70 次 / 分，孕期心率可能增加至 80～90 次 / 分。如果心率异常增快，就要注意高血压等问题。

在生活方式方面，亦要注意如下几点，以预防妊娠相关疾病的发生。

（1）饮食

由于孕期的生理变化，常会发生"生理性贫血"，导致血红蛋白轻度下降。常言道，滋补身体应注意过犹不及，对于孕妇来说，同样如此。孕妇"补血"，应食瘦肉、新鲜蔬果、全谷物和杂豆等，必要时根据医生的建议补充铁剂。

适当控制摄入脂肪含量较高的肉类，如猪肉、羊肉等；优选鱼类、去皮鸡肉等肉类。孕妇需要保持低盐饮食的原则，每天摄入盐应低于 6g，另须注意膳食中含"隐形盐"的食品，如熟食、咸菜等。

保证摄入充足的钙质和叶酸。孕期补钙有助于预防腰酸腿疼、抽筋和关节疼痛等症状。缺乏叶酸可导致胎儿神经管缺陷。中华医学会《孕前和孕期保健指南 2018》建议：应自备孕开始就补充叶酸（0.4～0.8mg/天）或含叶酸的复合维生素，一直到孕后三个月。值得注意的是，补充叶酸一定要从孕前开始。该指南还建议，从怀孕 14 周开始补充钙剂（0.6～1.5g/ 天）。

（2）运动

在妊娠中后期，孕妇由于体态变化，从一定程度上限制了运动量，但依然建议孕妇在身体情况许可的状态下进行适量的运动，比如坚持适速步行。通过合理膳食和规律运动，可有效控制孕妇体重的快速增长。

当然，除了在改善饮食结构、注意营养补充和适量运动、控制体重之外，孕妇还要做到戒烟、戒酒，同时保证有充足的睡眠时间。

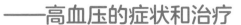

第二节 有人晕有人不晕，得了高血压该怎么办？
——高血压的症状和治疗

一、高血压的常见症状有哪些？

首先，跟大家分享两个高血压病例。

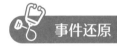

病例一：

　　我的父亲是一名会计，长期与数字为伴，加之工作谨小慎微、一丝不苟，时常犯头痛病，其实这主要与较大的工作强度和精神压力有关。父亲曾向我提及头痛的症状，起初我并未在意。

　　众所周知，头痛是一种慢性疼痛病，也是身体较常见的不适症状之一。据《中国头痛流行病学调查》结果表明，在中国内地 18~65 岁的人群中，原发性头痛的发病率约为 23.8%[1]。从诊断学角度分析，导致头痛最常见的病因是神经系统疾病，比如紧张性头痛、血管性头痛、神经性头痛等。当然，头部 CT 往往是诊断头痛时最为基础的检查项目。

　　因此，我带着父亲做了 CT 检查、抽血化验……在就诊过程中，我猛然想到了一个容易被忽视的问题——血压。测量结果更是让我始料不及，血压高达 180/100mmHg，原来严重的高血压才是导致父亲头痛的罪魁祸首。于是，我立刻为父亲处方了两种降压药物。果不其然，随着血压逐渐下降，父亲头痛的症状也消失了。

---

❶ 原发性头痛指的是未知病因的头痛，相对而言，已知病因的头痛可称为继发性头痛。

病例二：

老邢，男，55 岁，是一名工人。老邢到医院就诊并非是因为高血压，而是严重的气短症状。

老邢嗜酒成性，每餐必须有酒。在一次聚会中，老邢借着酒劲，因一件小事和朋友发生了口角。在剧烈的情绪波动后，老邢突然出现气短的症状，并伴有明显的头晕、头痛。朋友们惊慌失措，匆忙将他送至医院急诊科。

抵达诊室后，老邢气短的症状愈发严重了，口唇发紫、颈露青筋，甚至不能平卧休息，被迫端坐在抢救车上大口大口地喘气。有经验的医生不难做出判断：这是典型的急性心力衰竭。

急性心力衰竭并不会无缘无故地发生，各种心脏疾病导致心肌细胞功能骤然减退是发生急性心力衰竭的首要条件，比如急性心肌梗死、瓣膜病、先天性心脏病等，其中还包括严重的高血压。

骤然升高的血压会增加心脏负担，导致心肌细胞的收缩和舒张功能失调，出现肺淤血、水肿等情况，进而发生类似于哮喘的呼吸困难症状。当时老邢的血压高达 240/160mmHg。我将老邢的血压快速控制到恰当的范围之内，并配合抗心力衰竭的药物治疗，才使其病情逐渐稳定。

老邢回忆说，在一次单位体检时就已经发现血压升高了，当时为 160/100mmHg，因为没有特殊的不适症状，故并未在意。他满腹疑问：为什么自己平时一点不舒服的感觉都没有呢？

回顾上述两个病例：我的父亲患有高血压，并出现严重的头痛症状；老邢患了高血压，平素竟无明显的不适感觉。这告诉我们一个道理：得了高血压，并非所有人都会有典型的症状表现。

通常情况下，高血压会引发头晕、头痛、颈部板紧等常见的不适症状。有人形容说头部犹如扣了一顶帽子，有人会感觉到头昏昏沉沉的，有人会有胸闷、心慌等症状，也有少数人会以突发视力模糊、鼻出血为首发症状。当然，也有部分高血压患者不会出现任何明显的不适症状。在临床工作中，我已遇到数例血压处于 200/120mmHg 上下，却无任何不适症状的患者了。

那么，该如何有效地监控血压，并明确是否出现了与高血压相关的不适症状呢？

其实很简单，方法有二：一是定期测量血压，建议健康成年人每年常规测量一次血压，尤其是体形肥胖或有高血压家族史的人群，看有无血压异常；二是看血压和症状变化的关系，典型的高血压症状会随着血压的下降而逐渐消失，就如我父亲一样。

二、高血压有什么危害？

曾有一段时间，我负责每周三下午的高血压专病门诊。其间，我看到过形形色色的高血压患者：有高压高的，有低压高的；有血压居高不降的，有血压大幅波动的；有症状轻微的，也有合并严重并发症的……其中有一名高血压患者，我至今记忆犹新，他是因为鼻出血来医院就诊的。

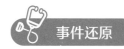
事件还原

患者姓宋，刚过花甲之年。在发病那段时间，他每天早上洗漱时都会出现不明原因的鼻出血，血量并不大，用纸巾塞住鼻孔、往脑门上拍点凉水，这些粗糙的小方法倒是管用。起初，他还担心自己患上了白血病，因为电视剧中总有类似的桥段，索性就到社区卫生院抽血化验了血常规，结果无异，他也就没再继续检查。

一日清晨，他的鼻腔再次出血，而且血量大于以往，那些土办法不见效果，遂到医院耳鼻喉科就诊。医生用气囊把老宋的鼻腔塞得满满的，通过鼻腔镜检查发现，除了鼻腔内的毛细血管有点儿破损之外，其余并无大碍。耳鼻喉科医生机警地建议老宋检查血压，结果发现当时的血压为200/100mmHg，原来是血压升高导致的鼻出血。老宋这才回忆说，怪不得当时总是感觉晕晕的，原来是高血压在作祟。

常有人问：高血压到底有什么危害？

首先，高血压能令身体产生一系列不适的表现，如头晕、头痛、颈项板直等；其次，高血压能导致多种并发症。

从上文的故事中不难发现，这是一则高血压导致鼻出血的案例，名为鼻出血，实则为动脉血管相关并发症。众所周知，全身的动脉血管遍布各大器官，这就意味着高血压可能会导致诸多器官的损伤，包括心、脑、肾、眼睛等，其病变基础与动脉粥样硬化密切相关。

在前文与冠心病有关的章节中已有过提及，长期的高血压能导致动脉血管内皮细胞损伤，增加动脉粥样硬化的发病风险，如冠心病、脑梗死、慢性肾脏疾病、视网膜出血等。急骤升高的血压可能会诱发脑出血、急性心力衰竭、肾功能衰竭等严重的并发症。有关数据指出，在我国，高血压最主要的并发症就是脑卒中，包括脑梗死和脑出血。

高血压对心脏的负面影响可不止患上冠心病这么简单。血压升高时，心脏的射血负担增加，这意味着要想向外周器官组织供应等量的血液就需要更强的心肌收缩力。此时，心脏所付出的代价是心肌变得肥厚。然而，心脏所做的妥协无疑是飞蛾扑火。接下来心脏可能会继续发生结构性的变化，继续变厚或者由厚到薄，最终的结局都是心肌失去正常的收缩和舒张功能，进而发生心力衰竭。

研究数据表明，约三成的慢性心力衰竭是由高血压直接导致的，心力衰竭患者发病后 4 年的死亡率可高达 50%，这足以说明心力衰竭有多可怕，因此也有人把心力衰竭称为"慢性癌症"。

其实，仅患高血压并出现相关不适症状并不可怕，因为经过有效治疗后，多数症状会随之缓解，真正可怕的是高血压导致的诸多临床并发症。对于患者来说，只有积极地控制血压，将血压调控在一个合理的范围之内，才能最大限度地降低各种并发症的发生风险。

三、如何测量血压？

测量血压的方法很简单：买一个电子血压计，将袖带绑在上臂处，轻按血压计上的"开始"按钮即可，血压计便会在半分钟内自动测量出血压值。整个过程简单易操作。

还有一种方法是用传统水银柱血压计测量血压，但传统水银柱血压计有两大弊端：一是患者难以独立完成测量，二是水银存在环境污染问题。现今普遍应用于临床的电子血压计完美地解决了这两大忧患。目前，国内外各大高血压防治指南都推荐使用电子血压计测量血压，但并未取消水银柱血压计的应用。

不管是用水银柱血压计还是用电子血压计测量血压，都要掌握正确的方法。如下为大家介绍几点在测量血压时的注意事项。

（1）测量前准备

测量血压之前，受检者应至少静坐休息 5 分钟，30 分钟内禁止吸烟或饮用咖啡、浓茶，并排空膀胱。

（2）测量体位

一般取坐位，如果患者因身体状况不能配合，平卧位亦可。注意保证血压计和心脏位置齐平，血压计的袖带位置应高于胳膊肘窝 1 ~ 2cm。

（3）左右臂选择

首诊时要测量双臂血压，以后通常只测量较高读数一侧的上臂血压。由于通常人们的右臂血压略高于左臂血压（高压差 < 10 ~ 20mmHg），故多选择测量右上臂血压。如果双臂血压相差 > 20mmHg，应警惕上肢动脉严重狭窄等疾病。

（4）每天的测量时间和次数

每天早晚应各测量一次血压，每次测 2 ~ 3 遍，取平均值；血压控制平稳者，每周测量一次血压。对初诊或血压不稳定的高血压患者，建议连续在家里测量血压 7 天（或至少 3 天），每天早晚各一次，每次测量 2 ~ 3 遍，选取后 6 天的血压平均值作为参考值。

到底有没有一种全自动测量血压的方式呢？有没有一种既不需繁多的次数又不必掌握复杂步骤的方法呢？其实，真的有。24 小时动态血压监测就满足了这些条件。患者只需要在医院预约检查，将血压袖带固定在上臂的位置，电子自动血压计便可以在 24 小时内多次测量血压，并计算日间、夜间和全天的平均血压，给高血压的诊断评估提供了重要的参考依据。

四、患上高血压，应该怎么吃？

在"得了冠心病，应该怎么吃？"一文中，为大家讲述了心血管疾病患者的膳食结构基础。其实，不论是冠心病，还是高血压、高血脂，皆可将之作为参考，只是在部分细节方面略有差别。比如，对于急性心肌梗死患者来说，在发病的急性期不推荐多食豆浆、牛奶等，而心绞痛患者则推荐经常食用，以补充钙质等营养元素。

俗语说，药补不如食补。长久以来，医学家与营养学家们已充分认识到，均衡膳食营养能有效降低心血管疾病的发生风险。目前较为流行的膳食模式为"地中海膳食模式"。

地中海膳食模式的出现，起源于一个有趣的现象：生活在地中海沿岸国家的居民，心血管疾病的患病率远低于非地中海国家，且寿命较长。经研究发现，其主要原因与当地居民的饮食习惯有关。

地中海膳食模式的基本特征包括：多食用新鲜的水果和蔬菜（蔬菜为根茎类和绿叶蔬菜）、全麦食品、脂质鱼（富含 ω-3 脂肪酸）和较少量的红色肉类，食用低脂或无脂奶制品，选择橄榄油或菜籽油，经常食用坚果（核桃、杏仁或榛子）等。

在高血压防治方面，国内外医学专家首推"防治高血压膳食模式"，即"DASH 膳食模式"，它是由美国的一项大型高血压防治计划发展而来的。其主要特征是：为富含蔬菜、水果、家禽、鱼类和坚果的饮食结构，还包括低糖及含糖饮料、红肉类。和地中海膳食模式相似的是，DASH 膳食模式中的总脂肪、饱和脂肪酸的含量较低，钾、镁、钙和膳食纤维的含量都比较高。

不论是地中海膳食模式，还是 DASH 膳食模式，均有益于心血管系统健康。下面强调一下高血压患者应格外注意的饮食原则。

（1）低盐

限制盐的摄入量是防治高血压最重要的饮食原则。在我国的高血压群体中，"盐敏感性高血压"者不在少数，适当控盐能有效降低这类患者的血压水平。研究显示，每天减少 70～80mmol/L 的钠摄入量，能将高血压患者的收缩压降低约 4.8mmHg，基本相当于半片常用降压药的效能。

目前建议中国居民的每天摄盐量应低于 6g，高血压患者应低于 5g。在居家生活中，可用"控盐勺"粗略计算每日的摄盐量，也可以通过啤酒瓶盖估算摄盐量（去除瓶盖里的胶垫，装满一瓶盖的盐大约为 6g）。另须注意控制日常饮食中的隐形盐，如汤类、咸菜、熟食等。

（2）富钾

钾盐的作用与钠盐相反，摄入充足的钾盐能有效辅助降低血压。有研究表明，提高膳食中钾的摄入量，能将高血压患者的收缩压降低约 4.4mmHg，其降压效能不亚于控盐。

富含钾的食物有绿色蔬菜、水果、豆类、坚果、瘦肉、木耳、蘑菇等。每天建议食用约 500g 蔬菜、250g 水果、一小把坚果。多食新鲜的蔬菜和水果能为身体补充大量的膳食纤维，达到辅助降低血压的效果❶。

（3）控制饮酒

大量饮酒能明显增加血压值和高血压的发病率。对于有饮酒习惯的男性来说，每天应控制酒精摄入量不超过 25g，约相当于红酒 250mL、啤酒 750mL、50 度的白酒 50mL，女性减半。

（4）注意补充叶酸

大家一般都知道叶酸是孕期保健的重要营养素，却鲜有人知叶酸在高血压防治中还有着重要的意义。缺乏叶酸可导致血液中同型半胱氨酸的含量升高，如果同型半胱氨酸升高的同时伴有高血压，则称之为"H 型高血压"。研究发现，H 型高血压患者的脑卒中发生率明显高于非 H 型高血压患者。而检查是否存在 H 型高血压的方法很简单，抽血化验即可。

富含叶酸的食物包括动物肝脏、绿叶蔬菜、豆类、柑橘类水果、谷类等。需要注意的是，食物在烹调过程中会造成叶酸大量流失，尤其是在煮沸时损失更大。所以，如果已经存在叶酸缺乏的问题，那么仅从饮食中是较难摄入足够的叶酸的，往往需格外补充药物叶酸片。

其实，很多人存在"重医药、轻饮食"的心理，他们并不认为改善饮食结构能对高血压有多大作用，这种想法大错特错。比如：多数降压药物的常规剂量只能将收缩压降低约 10mmHg，而依照 DASH 膳食模式则能将高血压患者

---

❶　同时伴有糖尿病的患者需根据内分泌科医生的建议适当控制水果的摄入量。

的收缩压降低约 11.4mmHg，再配合适量运动等生活方式的调整，其综合降压的效能更强，明显优于只服降压药的效果。因此，对于高血压患者来说，调整饮食结构、改善生活方式，是治疗策略中尤为关键的环节。

五、患上高血压，有哪些生活注意事项？

我国的高血压防治指南中有过提及：改善生活方式是管控高血压的基础环节。改善生活方式不但能有效降低血压、预防或延缓高血压的发生，还能降低心血管系统疾病的发病风险。

所谓改善生活方式，指的是调整饮食、运动、心态、行为习惯等诸多与日常生活息息相关的内容。在前文中，已为大家简述了最为重要的饮食环节。下面，再为大家介绍其他日常生活中的注意事项。

（1）控制体重

俗语道："一胖毁所有。"这并非危言耸听，肥胖不但影响外貌形象，还会增加各种慢性疾病、代谢性疾病的发病率，如高血压、糖尿病、高尿酸血症等。判断一个人是否肥胖一般可通过两种简单的方法评估而定：体重指数和腰围。

体重指数（BMI）＝体重（kg）÷身高^2（m^2）。比如重60kg、高1.7m的人，其体重指数为：$60 \div (1.7)^2 = 20.76$。健康的 BMI 为 18.5～23.9。BMI < 18.5 意味着体重过轻，BMI ≥ 24 意味着超重，BMI ≥ 28 则意味着肥胖。

男性腹围 ≥ 90cm、女性腹围 ≥ 85cm，也可能意味着肥胖。

需要注意的是，仅通过体重指数和腹围来判断一个人是否肥胖有着一定的局限性。比如说，体育运动员的体重指数往往偏高，但是他们肌肉发达，体重占比较高，这并不算超重或肥胖。另外，体形壮硕的人往往有着较大的腹围，这依然不能认为是肥胖。

不管是超重还是肥胖，都建议这部分人群通过改善饮食结构、适量运动等方式来控制体重。对于那些过于肥胖或通过多种生活方式改善依然无法减重的人群，可以考虑使用减肥药物或手术。但需要注意的是，切忌擅自购买减肥药。另外，手术减肥方式并非适合所有肥胖者，这要经过专科医生详细评估而定。

对于一般的超重或肥胖人群，可咨询有经验的营养师，建立一套合理的减重方案，但不能急于求成，每年可减重 5%～10%，直至达到合理的范围之内。

（2）适量运动

适量运动能有效改善血压水平，尤其是有氧运动。研究表明，有氧运动能将收缩压降低约 3.84mmHg，长期坚持运动能降低心血管疾病的死亡率。结合血压高低、有无并发症等问题，可将高血压患者的运动计划分为以下三个时期。

第一时期——合并急性严重并发症者，包括急性心力衰竭、急性脑卒中、急性心肌梗死等。在此时期，多数患者需要静养，待病情稳定后可逐渐恢复运动量。

第二时期——重度高血压期（血压值 ≥ 180/110mmHg）。如果血压重度升高，即便没有严重并发症，亦不要过量运动，平素可采取打太极拳、散步等运动方式。

第三时期——高血压稳定期。如果血压控制稳定，患者无明显不适症状，可考虑逐渐进行中等程度的运动，如慢跑、骑自行车、游泳等，每天运动0.5~1 小时，每周至少坚持 5 天。

（3）戒烟

戒烟的益处不再赘述。需要提醒大家的是，戒烟不单指吸烟者戒除吸烟的习惯，还包括远离二手烟甚至三手烟。应该及时劝导亲朋好友戒烟、杜绝室内吸烟的行为。发生明显戒断症状的长期烟民可考虑使用尼古丁贴片、尼古丁咀嚼胶（非处方药）作为过渡期的缓解办法。

（4）注意沐浴水温

调节到合适的沐浴水温。过大的温差会刺激外周动脉血管，导致血压大幅度波动，诱发头晕甚至晕厥等问题。对于老年高血压患者更是如此，不建议老年人洗桑拿浴和汗蒸。

（5）注意季节变化

冬季时节，室内外温差较大，容易导致血压骤然升高，故外出时务必增加衣物，防寒保暖；夏季也要注意，若长期处于室内的空调环境，突然到高温的室外环境中，可能会发生一过性低血压等问题。老年人的血管调节能力较弱，更应该注意温差变化对身体的负面影响。另外，夏季天气炎热，出汗较多，应注意补充水分，有助于降低血液黏稠度。

（6）调整情绪

精神压力大、紧张、焦虑等能导致人体交感神经兴奋，引发血压升高。情绪压力不仅包括工作和生活带来的种种压力，还包括一些病态的压力，如焦虑症、抑郁症等，这些人群不能仅靠放松心情、调整情绪等方式缓解症状，必要时可能需要服用对症的药物进行治疗。

（7）睡眠充足

建议成年人每日至少保证7小时的睡眠时间。如因特殊原因需要熬夜，建议日间补充睡眠，中午小睡半小时，有助于恢复精力及稳定血压。

（8）定期随诊

血压在日间不同时段、不同季节都可能发生一定程度的波动，因此建议每一位高血压患者，即便是血压相对稳定，也要每隔3个月或换季时复诊一次，一方面可监测症状变化与血压水平，另一方面可以定期观察各项指标有无异常，以评价降压药的功效及副作用等。

时常有人问我："高血压能治愈吗？"其实，高血压是一种终身性疾病，一旦明确诊断，就需要终身治疗。值得注意的是，高血压患者并不见得需要终身服药。因为对于高血压患者来说，除了药物治疗的方式，非药物治疗方式（改善生活方式）亦是高血压治疗中最为基础而又重要的环节，这也是文中提及的日常生活中需要注意的事项。

六、常用的降压药物有哪些？

人们对高血压这个医学名词早已耳熟能详，但真正了解高血压的人却为数不多。医生常会向患者强调："高血压病，说轻不轻，说重亦不重。若早期积极地控制血压，患者的生活质量和预期寿命不见得会受影响；反之，如若置之不理，任其肆意发展，高血压可能会导致各种严重的并发症。"

多项研究和事实告诉我们：高血压与脑卒中的发生直接相关，在我国，发生脑卒中的最重要的因素即为高血压。

医学技术在飞速发展，降压药物也在推陈出新，各种新型药物的不断涌现，为高血压患者的健康做出了卓越的贡献。2018 年，我国高血压联盟等组织联合推出了《中国高血压防治指南（2018 年修订版）》，重新强调了主流的五大类一线降压药物，如下为读者逐一介绍。

（1）钙通道阻滞剂

代表药物有氨氯地平、非洛地平、硝苯地平等，为便于读者理解，医生常称之为地平类药物。

（2）血管紧张素转换酶抑制剂

代表药物有福辛普利、培哚普利、贝那普利等，医生常称之为普利类药物。

（3）血管紧张素受体拮抗剂

代表药物有厄贝沙坦、替米沙坦、奥美沙坦等，医生常称之为沙坦类药物。

（4）β 受体阻滞剂

代表药物有美托洛尔、比索洛尔、阿罗洛尔等，医生常称之为洛尔类药物。

（5）利尿剂

代表药物有氢氯噻嗪、吲达帕胺等（下文所涉及的利尿剂主要指的就是这两种利尿剂）。

当然，市面上的降压药物远不止这些。比如 α 受体阻滞剂（哌唑嗪）和一些复方制剂（含中药成分的降压药物）也可以考虑作为某些特殊类型高血压患者的选择。但总的来说，往往优选上述五大类药物。

总有患者会问"应该如何选择降压药物，何种降压药物的疗效好、副作用少"之类的问题。事实上，上述的五大类降压药物都可作为首选药物，但务必以"个体化"为原则，量体裁衣。无论贵贱，适合自身的才是最好的。

七、如何选择降压药物？

"大夫，我的血压是 180/100mmHg，应该吃点儿啥药呢？

"我不能吃西药，毒副作用太大，给我开点儿中成药吧！

"大夫，我刚得上高血压，给我开点儿普通的降压药物就行。好药吃多了，可就停不下来了。"

……

您是否也向医生提出过类似的问题呢？其中有些问题还算容易回答，有些问题的确不是三言两语就能表述明白的。前文中已有提及，选择降压药物要以"个体化"为原则，不同的高血压患者适合不同的降压药物。优化降压策略，不仅能有效降低血压，还能减小相关并发症的发生风险。

任何一种降压药物都有其优势和不足之处，医生要做的便是去芜存菁，将药物的作用和效能发挥到极致。再者，临床没有千篇一律的处方，单凭血压值是无法直接提供治疗方案的。医生需要结合高血压患者的年龄、血压值、合并疾病等诸多因素综合评价，给出一套合理的治疗方案。下面，为大家列举一些高血压的基本选药原则和禁忌证，以供参考。

基本的选药原则：

① 老年人优选地平类和利尿剂；

② 年轻人优选普利类、沙坦类和洛尔类；

③ 休息时心率 ≥ 80 次 / 分的年轻人优选洛尔类；

④ 基础心率较慢的患者（如休息时心率低于 50 ~ 60 次 / 分）优选地平类；

⑤ 以收缩压升高为主的患者优选地平类和利尿剂；

⑥ 以舒张压升高为主的患者优选普利类、沙坦类和洛尔类；

⑦ 心室壁增厚者（心脏超声检查可见）优选普利类、沙坦类和洛尔类；

⑧ 尿蛋白阳性者（24 小时尿蛋白定量检查可见）优选普利类和沙坦类；

⑨ 合并颈动脉及外周动脉狭窄者（血管超声检查可见）优选地平类；

⑩ 合并糖尿病者优选普利类和沙坦类；

⑪ 合并冠心病者优选普利类和洛尔类；

⑫ 合并脑梗死者优选地平类；

⑬ 合并轻中度肾功能不全者优选普利类和沙坦类；

⑭ 合并心力衰竭者优选普利类、洛尔类以及利尿剂；

⑮ 妊娠妇女优选洛尔类中的拉贝洛尔。

选药禁忌证：

① 妊娠妇女禁用普利类和沙坦类；

② 严重肾功能不全者禁用普利类和沙坦类；

 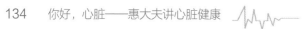

③ 痛风者禁用利尿剂，尿酸升高者慎用利尿剂；

④ 哮喘者禁用洛尔类；

⑤ 严重心动过缓者（比如休息时心率低于 50 次 / 分）禁用洛尔类；

⑥ 变异型心绞痛者禁用洛尔类；

⑦ 双侧肾动脉严重狭窄者禁用普利类和沙坦类。

提醒各位读者：每个患者的临床表现不同，选药原则亦不同，上述列举的适应证与禁忌证的原则并不见得与临床应用时完全相符，故不建议大家对号入座、擅自选药，务必遵照医嘱的方案执行。在上述内容中，为大家介绍的是选择高血压药物的"个体化"原则，另外还有"优选长效制剂"原则和"联合用药"原则。

（1）优选长效制剂原则

不同降压药物的药效持续时间不同。比如，氨氯地平的药效至少可维持24 小时，而与之效果基本相当的厄贝沙坦的维持时间却不足 24 小时。不同普利类药物之间的药效维持时间也不同，比如卡托普利只能维持数小时，培哚普利却可维持 1 天时间。因此，卡托普利每天需要多次服药，而培哚普利每天服用 1 次即可。

同种降压药物服用不同剂量，其药效的持续时间亦不相同。比如，普通硝苯地平片（5mg/ 片）的药效只能维持数小时，每天要多次服药；而通过特殊技术改良出来的硝苯地平缓释片（30mg/ 片）的药效通常能维持 1 天时间。

推荐多数高血压患者使用长效制剂的降压药物，这也是普通的硝苯地平片、卡托普利片等药物逐渐退出降压药物舞台的主要原因。

（2）联合用药原则

单种药物的降压效能有限。如果单片药物的治疗效果不佳，一味地通过增加剂量并不能明显增强降压效果，反而可能会增加不良反应的发生风险。因此，对于服用单种药物控制血压效果不佳的患者，可以联合应用其他种类的降压药物，不但能明显增强降压效果，而且可能会协同降低不良反应的发生率。对于中重度高血压患者来说，一般可以直接联合应用两种以上的降压药物。

当然，对于高血压选药、服药方面的问题不止于此。如下为读者列举一些患者经常提出的问题，以供参考。

Q1：高血压患者没有不适症状，就不用服药吗?

高血压患者是否需要服药治疗，并非根据有无症状而定，而是根据血压升高的程度以及是否存在相关器官的损害和并发症而定。

举例说明：如果患者的血压值为 180/100mmHg，即便没有明显的不适症状，此时也要立即启动药物治疗；如果血压处于 140～160/90～100mmHg 之间，对于没有并发症的年轻人来说，可以考虑先从改善生活方式做起，但如果合并了糖尿病，多数则需要立即服药治疗。

Q2：初患高血压，不能用好药吗？

正规的降压药物并无好坏之分，尤其是五大类一线降压药物。百姓口中的"好药"多指合资厂商生产的药物，售价多高于国产品牌。比如，合资厂商生产的厄贝沙坦的单片价格约6元，而国产厄贝沙坦的单片不足2元，甚至更低。实际上，两种药物的成分相同，理论上临床效果并无差别。

再如利尿剂氢氯噻嗪，单片售价不足 0.1 元，但临床效果优异，绝对称得上是"好药"。总而言之，对于多数高血压患者来说，尽量选用五大类一线降压药物，并根据个体情况优化降压方案。只要选对了，都是"好药"。

Q3：降压药物需要定期更换吗？

一旦选择了降压药物，不要随意更换。正常情况下，一种降压药物发挥最大功效的时间往往需要数天之久，频繁更换药物会影响降压效果。

如果规律服药一段时间之后，出现血压进一步升高的情况，切忌擅自换药，此时可能需要加用其他种类的降压药物。

Q4：降压药物需要每天服用吗？

为了保持平稳而持久的降压疗效，基本上所有的降压药物都要每天服用，部分药物甚至需要每天服用 2～3 次。

Q5：一旦开始服用降压药物，就永远不能停药吗？

部分轻中度高血压患者可能由于肥胖、情绪波动、不良的生活方式等因素导致了短期血压升高，如果通过改善生活方式等，血压能控制在相对合理的范围之内，是完全可能停药的。

八、为什么长期规律服药后，血压依然居高不降？

有部分高血压患者表示，自己虽然长期坚持规律服药，但血压却依然居高不降，是什么原因导致的呢？总结下来，大致有以下几点常见原因。

（1）选错药物

在"如何选择降压药物？"一文中，为读者介绍了高血压人群的基本选药原则：不同的人群，适合不同的药物，选择药物要依据"个体化"原则。如果选错药物，降压疗效可能偏弱。譬如，对于心率较快的年轻高血压患者来说，地平类药物的疗效可能会逊于洛尔类药物。

（2）剂量不足

通常情况下，药物的剂量越大，降压效果越强（在一定范围之内）。目前市面上出售的部分药物剂量偏小，比如厄贝沙坦，常用剂量是 150mg（根据病情或增或减），但市面上也有 75mg/ 片剂量的，若每日仅服用半片或一片，降压效果自然略差。

（3）联合配伍错误

多数中重度高血压患者需要联合用药，同时服用 2 种甚至 2 种以上不同种类的药物。联合用药讲究合理配伍，比如普利类药物常与利尿剂联合，地平类常与洛尔类联合，这样才能发挥最佳的药效，并降低不良反应的发生率。如果配伍错误，不但可能会增加不良反应的发生率，而且降压效果往往偏差。

（4）缺乏利尿剂

对于部分高血压人群来说，利尿剂（如氢氯噻嗪或吲达帕胺）是基础药物，尤其是盐敏感性高血压患者、老年高血压人群等。因此，如果联合服用了 3 种甚至 4 种药物，血压依然居高不降，注意是否缺乏了利尿剂❶。

（5）同服拮抗降压作用的药物

一些常用药物可能会拮抗降压的作用，如口服避孕药、促红细胞生成素、糖皮质激素（如地塞米松、甲泼尼龙）、非甾体类抗炎药（如布洛芬）、抗焦虑药物以及某些中药（如甘草、麻黄）等。所以，服用降压药时请注意是否同服了以上这些药物。

（6）警惕继发性高血压

约 90% 的高血压是原发性高血压，即与遗传、生活方式等因素有关的高

---

❶ 利尿剂并非适合所有高血压患者。

血压；约 10% 的高血压是继发性高血压，即由特殊疾病引起的高血压，如原发性醛固酮增多症、嗜铬细胞瘤等。如果能根治原发病，即便不服药，血压也完全有可能恢复到正常水平。

（7）白大衣效应

有些人一到医院，就会产生紧张、焦虑等不适情绪，继而发生"白大衣效应"。如出现这种现象，建议采用正确的方法在家自测血压，或完善 24 小时动态血压检查，全天候实时监测血压，评估真实血压值。（详见"为什么血压在家测正常，到医院就高了呢？"一文。）

（8）未调整生活方式

在降压的治疗策略当中，改善生活方式是基础，包括控盐、减重、改善睡眠和情绪等。有研究数据表明，如果充分改善生活方式，可将部分高血压患者的收缩压降低约 10～20mmHg。

九、服用降压药物有哪些注意事项？

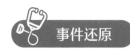 事件还原

贾先生刚满 50 岁。在门诊向我哭诉自己得了一种奇怪的咳嗽病，查遍了呼吸科、耳鼻喉科，都未发现异常。他的妻子说是吸烟所致，贾先生听从建议把烟戒了，却依然干咳不止，时常感觉像有只虫子在咽喉中爬行。

贾先生是在两年前被诊断为高血压的。当时血压波动于 140～160/90～100mmHg 之间，他自觉病情不重，遂自行到药房购买降压药物服用，奇怪的咳嗽就是在服药之后悄然而至的。这次是由于血压升高至180/105mmHg，并伴有明显的头晕、头痛症状，才勉为其难地到门诊复诊、调整血压。

在问诊过程中，贾先生时不时地干咳几声，我警觉地问他是否有过呼吸道疾病或咽炎之类的疾病，他说经检查一切正常。但心内科医生的直觉告诉我，贾先生的咳嗽可能与一种降压药物有关。随后问他是否服用过普利类药物，他随手掏出药盒，并吃惊地问我为何知道他的用药情况。我指向药盒上的药物名称"福辛普利"，并告诉了他致病的真正原因。

普利类药物的常见副作用就是干咳，发生率约在 10%～20%，在部分人群中的发生率更高。贾先生自行购买了普利类药物，销售人员并未告知这一常见的不良反应，最终导致了持续的干咳症状。解决问题的方法很简单：换成作用机制相似的沙坦类药物或者其他种类的降压药物即可。我选择了前者，不到一周时间，贾先生的咳嗽症状完全消失了。

贾先生很开心，没想到一次普通的复诊，意外地治好了他经久不愈的咳嗽病。

这个案例告诉我们一个道理：切忌乱用降压药物。正如文中故事的主人公贾先生，他在未经医生评价的情况下自行选药，结果发生了副作用却浑然不知，走了很多冤枉路。所以，在降压治疗过程中，务必重视可能出现的药物副作用。如下为大家列举五大类一线降压药物最常出现的副作用，以供参考。

① 地平类：头痛、颜面潮红、心慌、脚踝浮肿等，硝苯地平还可导致齿龈增生。

② 普利类：干咳、血钾升高、血管性水肿等。

③ 沙坦类：血钾升高、血管性水肿等。

④ 洛尔类：严重心动过缓、呼吸困难等（多见于慢性阻塞型肺病者或哮喘者）。

⑤ 利尿剂：血钾降低、尿酸升高、痛风发作等。

降压治疗切忌操之过急。除了少数急性重度高血压患者外，对于多数高血压患者来说一定要谨记这个道理。因为降压速度过快容易导致严重的头晕、乏力等表现。多数情况下，医生会建议病情较为稳定的高血压患者，在 4～12 周内将血压控制到合理的范围之内即可。

第三章

心脏的暗杀高手
——高血脂

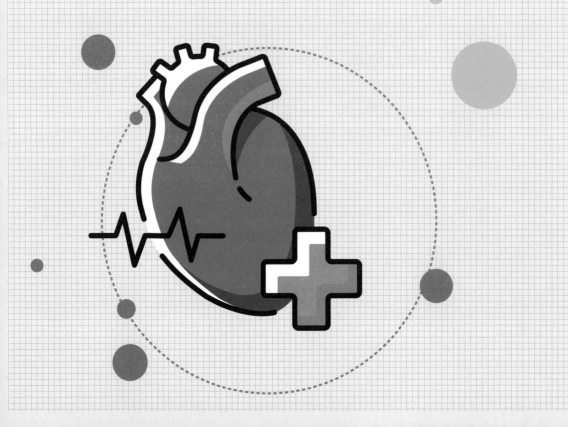

第一节　血脂高了，就是肉吃多了吗？

——高血脂的病因和诊断

一、什么是血脂？

一提到血脂，很多人仿佛如临大敌，其实血脂在我们的身体内发挥着至关重要的作用，现在就让我们先来认识一下血脂吧。

脂肪、蛋白质、糖类是为人体提供能量的"铁三角"，一切生命活动都离不开它们的供给，包括呼吸、心跳、进食、睡眠等所有日常行为。脂肪普遍存在于自然界中，当人食用脂肪类食物后，会经胃肠道消化、吸收转变为脂肪组织，人体内的总脂肪量约占体重的 20%。

脂肪组织同样存在于血液中，这就是血脂，仅占全身脂肪的一小部分。血脂主要包括胆固醇、甘油三酯和类脂等成分，其实人们常说的血脂主要指的是胆固醇和甘油三酯。其中，胆固醇约占血脂总量的 1/3，人类每天约从饮食中摄入 300～700mg 胆固醇，全身许多器官都能合成胆固醇，但约 70%～80% 的胆固醇源于肝脏合成；甘油三酯约占血脂总量的 1/4，同样源于饮食摄入和肝脏合成。

胆固醇是构建细胞膜的重要成分，也是合成激素必不可少的原材料。甘油三酯负责给机体供应及储备能量，构成脂肪组织，保护内脏器官，并且能帮助身体维持体温。除了胆固醇和甘油三酯之外，血脂中还有磷脂等成分，主要负责构成神经细胞和神经髓鞘等组织。

血脂必须与血液中的蛋白质结合才能发挥上述生理作用，这个蛋白质称为载脂蛋白，二者结合后的复合体称为脂蛋白。通过超速离心法，可将脂蛋白分为乳糜微粒、极低密度脂蛋白、低密度脂蛋白、高密度脂蛋白四种类型。其中，对心血管健康影响最大的是后两者，即低密度脂蛋白胆固醇和高密度脂蛋白胆固醇。

先说乳糜微粒。乳糜微粒由小肠合成，含有大量甘油三酯。当血液中的乳糜微粒较多时，血浆呈浑浊样，如果在化验血脂前进食大量高脂肪食品，可出现"乳糜血"的状态，甘油三酯重度升高也会导致"乳糜血"。

高密度脂蛋白胆固醇主要由肝脏合成，负责把胆固醇从粥样硬化斑块或外周组织中转运回肝脏进行分解、代谢，该过程能对抗动脉粥样硬化斑块的产生和发展。因此，高密度脂蛋白胆固醇有利于心血管健康，被誉为"好胆固醇"，数值高一些有好处。

低密度脂蛋白胆固醇是由乳糜微粒和极低密度脂蛋白胆固醇转化而来的，约占胆固醇总量的 70%。在"冠心病的元凶——动脉粥样硬化斑块"一文中已有过提及：当动脉内皮细胞受损后，血液中的低密度脂蛋白胆固醇会乘虚而入到血管壁内，形成粥样硬化斑块，换言之，没有低密度脂蛋白胆固醇，就没有粥样硬化斑块，自然也就不会发生冠心病。因此，低密度脂蛋白胆固醇不利于心血管健康，被誉为"坏胆固醇"，该指标"越低越好"。

血脂的作用"亦正亦邪"：在维持机体正常运转方面，缺之不可；可血脂过高（主要指的是低密度脂蛋白胆固醇过高），又会增加冠心病、脑梗死等心脑血管疾病的发生风险。从心脑血管疾病的防治角度来说，低密度脂蛋白胆固醇的数值越低，越有益于心血管健康。研究发现，对于冠心病患者来说，低密度脂蛋白胆固醇的数值仅在"正常范围"内是远远不够的，应至少低至 1.8mmol/L 甚至 1.0mmol/L 以下才能获得较大的临床益处[1]。

二、什么是高脂血症？

近 30 年来，随着国人的饮食结构和生活方式逐渐改变，居民的血脂水平如同国家的 GDP 指标一样逐渐攀升，高脂血症的发病率亦随之增加。2012 年，全国调查结果显示，中国成年人中血脂异常的比例高达 40.4%。

高血压、高血脂、糖尿病是危害心血管健康的三大主要因素。但与高血压

---

❶ 目前，可维持人体正常生理机能的低密度脂蛋白胆固醇的最低限值依然不清楚。有学者认为，低密度脂蛋白胆固醇低至 0.77mmol/L 时，依然不会影响人体正常的生理机能。本书中所强调的"越低越好"，意在强调降脂的重要性，并未特指学术指标。

和糖尿病不同，高脂血症发病隐匿，患者常无任何不适症状，只有抽血化验后才得以诊断，因此格外容易被忽视。

在通常情况下，血脂（主要指的是低密度脂蛋白胆固醇）的数值越高，患高脂血症的风险越大。医生在界定某项指标是否正常时，常以正常参考值为恒定标准。比如说，诊室血压超过 140/90mmHg，则考虑诊断为高血压。但对于血脂来说，并不那么简单，因为不同血脂指标的临床意义并不完全相同，甚至截然相反。

如表 3-1 中列举的真实的血脂化验结果，为大家简述了何为高脂血症。（单位：mmol/L，参考值为某三甲医院的血脂参考范围）

表 3-1　血脂化验单样例

病例	总胆固醇 （参考值： 3.11～3.58）	低密度脂蛋白胆固醇 （参考值： 2.07～3.12）	高密度脂蛋白胆固醇 （参考值： 1.04～1.55）	甘油三酯 （参考值： 0.56～1.70）
A	4.74	2.19	1.20	4.27 ↑
B	5.31 ↑	3.9 ↑	1.29	1.13
C	3.93	2.10	1.56 ↑	1.69
D	6.77 ↑	5.25 ↑	1.44	2.49 ↑

病例 A：甘油三酯升高，其他指标正常。

病例 B：总胆固醇和低密度脂蛋白胆固醇升高，其他正常。

病例 C：高密度脂蛋白胆固醇升高，其他正常。

病例 D：总胆固醇、低密度脂蛋白胆固醇和甘油三酯升高，高密度脂蛋白胆固醇正常。

依照惯例，箭头向上则提示血脂水平升高，那么这几份化验结果都是高脂血症吗？

在"什么是血脂？"一文中有过提及：胆固醇有好坏之分，低密度脂蛋白胆固醇是"坏胆固醇"，数值越低越好；高密度脂蛋白胆固醇是"好胆固醇"，数值越高越好。病例 C 的高密度脂蛋白胆固醇升高，反而有益于心血管健康，显然不能诊断为高脂血症。再分析病例 A 和病例 B：病例 A 是甘油三酯升高，病例 B 是总胆固醇和低密度脂蛋白胆固醇升高，这些指标升高均有害于心血管健康，可以诊断为高脂血症。

正因如此，医生更愿意用"血脂异常"来替代高脂血症的概念，并将其分成四种常见类型：

① 高胆固醇血症，即总胆固醇和（或）低密度脂蛋白胆固醇升高，如病例 B；

② 高甘油三酯血症，即甘油三酯升高，如病例 A；

③ 混合型高脂血症，即同时伴有总胆固醇和（或）低密度脂蛋白胆固醇、甘油三酯升高，如病例 D；

④ 低高密度脂蛋白胆固醇血症，即高密度脂蛋白胆固醇低于正常值。

理解高脂血症的概念非常重要。据 2010 年全国慢性肾病调查项目对中国 13 个省市 43468 名城乡居民的调查研究显示，成年人血脂异常的知晓率为 31.0%，治疗率为 19.5%，控制率仅为 8.9%。高脂血症如同一名隐匿的"杀手"，悄然蚕食着人们的心血管健康。

请各位读者牢记：一旦血脂指标异常，可能意味着患心血管系统疾病的风险增加，即便没有任何不适的症状，也需要到心血管内科就诊，让专科医生通过专业的风险评估系统来选择最佳的治疗方案。

三、为什么会得高脂血症？

众所周知，肥胖者体内的脂肪含量较多，尤其是"腹型肥胖"者，圆滚滚的肚皮下堆积着大量的脂肪。血脂，指的是血液中的脂肪，按道理说，肥胖者的血脂也会超标，真的是这样吗？

事件还原

我的朋友邓大哥绝对算是个胖子，身高 180cm，体重 100kg，体重指数足有 30 之高，但每年单位的例行体检，血脂指标均正常。相比之下，小孙同样有近 180cm 的身高，体重 70kg，体重指数仅约 23，尚在合理的范围之内，可他的血脂状况却不容乐观，低密度脂蛋白胆固醇高达5.9mmol/L，数值严重超标，不得不通过口服药物来降低血脂。

由此可见，胖人的血脂可能是正常的，瘦人的血脂却很有可能会超标。通过和小孙的交流，了解到小孙具备高脂血症的一项重要危险因素——家族遗传史，他的母亲也有严重的高脂血症。实际上，小孙患的是一种家族性高胆固醇血症。

到底都有什么因素会导致血脂异常呢？

（1）遗传因素

遗传因素是高脂血症的主要致病因素。多数高脂血症是由于基因异常突变所致的，多有明显的遗传倾向。如果父母双亲中有人患有高脂血症，其子女的患病率将明显增加。如果胆固醇重度超标（比如低密度脂蛋白胆固醇超过5.44mmol/L），则要警惕发生家族性高胆固醇血症。

（2）年龄

当人步入中老年后，血脂水平一般会随着年龄的增加而升高，这主要与老年人对胆固醇的代谢能力下降等因素有关。

（3）性别

雌激素具有强大的心血管保护作用，可增强人体对胆固醇的代谢能力。因此，女性在绝经期之前的胆固醇水平往往低于同年龄层的男性，在绝经期之后会逐渐略高于男性。

（4）体重

胆固醇水平多会随着体重的增加而升高，所以建议大家尽量把体重控制在正常范围之内。

（5）饮食因素

现代人的饮食结构变化是导致高脂血症的重要因素。不同的饮食方式对各项血脂指标的影响并不完全相同。人们每日摄入的膳食胆固醇应低于300mg，基本相当于一个鸡蛋黄所含的胆固醇量。在此基础上，如果摄入过多的动物内脏、贝类海鲜等富含胆固醇的食物，会增加血液的胆固醇水平。每日理想的饱和脂肪酸摄入量不能超过饮食总能量的10%。日常饮食中，富含饱和脂肪酸的食物有动物肥肉、人造奶油等。

人们长期高糖饮食容易出现高胰岛素血症，从而促进肝脏合成过多的甘油三酯，进而导致血液中的甘油三酯升高。大量饮酒也会增加血甘油三酯水平。在部分敏感人群中，中等量饮酒便会增加甘油三酯水平。

（6）生活方式

与非吸烟者相比，吸烟者的甘油三酯水平要高9.1%。久坐及缺乏运动亦能增加甘油三酯水平。

（7）特殊疾病和药物

某些临床疾病可引起血脂异常，包括糖尿病、肾病综合征、甲状腺功能减退、肾功能衰竭、肝脏疾病、系统性红斑狼疮、糖原贮积病、骨髓瘤、脂肪萎缩症、急性卟啉病、多囊卵巢综合征等。某些药物，如利尿剂、非心脏选择性 β 受体阻滞剂（如普萘洛尔）、糖皮质激素等，也可能引起血脂异常。由于这些特殊疾病或药物因素导致的高脂血症称为继发性高脂血症，而人们所说的"高血脂"通常指的是由遗传、饮食、生活方式等原因所致的原发性高脂血症。

从上述内容不难得出结论：类似于高血压病，原发性高脂血症也是由遗传、年龄、性别以及生活方式等诸多因素共同所致的疾病。我们无法改变遗传和性别，也无法控制增龄的自然进程，只能通过改善生活方式来降低血脂异常的发生率，这也是所有高脂血症治疗中最基础的环节。

四、高脂血症有什么症状和危害？

在"医生竟然能通过'相面'诊断冠心病"一文中，讲述了故事主人公大梅被诊断为冠心病的重要依据——耳垂褶皱。实际上，很多面部或外貌特征能辅助医生诊断心血管疾病。比如，风心病患者常出现"二尖瓣面容"，马凡氏综合征患者常出现"蜘蛛指"，高脂血症患者可能会出现皮肤黄色素瘤。

　　小哲起初并不知道自己患上了高脂血症。一次偶然的机会，我注意到小哲的眼睑上有几颗黄色素瘤，便问他的血脂是否正常。因为没有任何痛痒的感觉，小哲并未在意眼睑上的几颗颜色偏黄、形状扁扁的瘤状物，只是听人说若体内脂肪过多就容易出现这种状况，因此从未抽血化验过血脂。

　　小哲听从我的建议抽血化验了血脂，结果血脂数值严重超标，低密度脂蛋白胆固醇高达 6mmol/L，是多数健康人的两倍以上。之后，小哲进一步进行了颈动脉血管超声检查，结果发现，颈动脉出现了多处粥样硬化斑块。严重超标的血脂已经悄然破坏了动脉血管，而这一切小哲却全然不知。

　　高脂血症是一种发病隐匿的慢性疾病，常不会导致明显的不适症状，部分人常在体检或筛查其他疾病时才发现动脉粥样硬化的证据，甚至直到发生了急性心脑血管疾病之后才确诊。然而，高脂血症在部分人身上其实是有迹可循的，正如小哲眼睑的黄色素瘤。黄色素瘤是由过量脂肪在皮肤里堆积而成的，外观偏黄，高发于内侧眼睑处，也可以出现在手掌等部位。

　　在"冠心病的元凶——动脉粥样硬化斑块"一文中有过提及：低密度脂蛋白胆固醇是形成动脉粥样硬化斑块的基本原料，如同建造高楼大厦所用的水泥和砂石，没有低密度脂蛋白胆固醇就没有动脉粥样硬化斑块。动脉粥样硬化斑块可能会导致多种缺血性心脑血管疾病，包括心绞痛、急性心肌梗死、脑梗死、下肢动脉闭塞症等。所以说，低密度脂蛋白胆固醇是最重要的血脂指标。当然，甘油三酯升高也同样会增加动脉粥样硬化性疾病的发生风险，只不过被列为了"次要指标"而已。

　　除了导致动脉粥样硬化性疾病之外，高脂血症还能诱发急性胰腺炎，这主要与血脂中的甘油三酯有关。一般认为，当血液中的甘油三酯严重超标时，胰脂肪酶在水解过量甘油三酯时所产生的大量游离脂肪酸能直接损伤胰腺细胞。而且，甘油三酯严重超标能导致血液的黏稠度增加，产生的炎症因子还会导致胰腺细胞的微循环出现障碍，从而促发急性胰腺炎。

现如今，人们的膳食结构和生活方式在不断改变，肉类、油脂摄入超标，运动却在减少，肥胖的人越来越多，高脂血症的发病率也在逐年上升，接踵而至的便是各种心脑血管疾病。

据《中国成人血脂异常防治指南（2016年修订版）》指出，2010—2030年期间，高脂血症将使我国的心血管病发生数量增加约920万，如此庞大的数字令人触目惊心。更为严峻的是，我国青少年及儿童的高脂血症患病率也有明显升高的趋势，这预示着未来中国的成年人中出现血脂异常及相关疾病的情况将越来越严重。

五、必查的血脂项目有哪些？

血压和血糖的指标只有单个数值，比如血压为140/90mmHg，血糖为7mmol/L。血脂却囊括一系列的指标，包括总胆固醇、低密度脂蛋白胆固醇、高密度脂蛋白胆固醇、甘油三酯等。医生最关注的指标有哪些呢？哪些又是必查的项目呢？如下，为读者逐一介绍。其中，前四项是基础血脂检查指标，建议定期检查。

（1）低密度脂蛋白胆固醇

低密度脂蛋白胆固醇是"坏胆固醇"，是导致动脉粥样硬化的主要因素，这是必查项。不论是首次就诊，还是常规体检、例行复诊，都推荐检查低密度脂蛋白胆固醇。

（2）甘油三酯

由于低密度脂蛋白胆固醇已然成为心血管科医生所关注的焦点，久而久之，甘油三酯似乎逐渐淡出了人们的视野。实际上，甘油三酯也是导致动脉粥样硬化性疾病的危险因素之一，重度甘油三酯血症还能增加急性胰腺炎的发病风险。因此，甘油三酯也是必查的血脂项目。

（3）高密度脂蛋白胆固醇

高密度脂蛋白胆固醇是"好胆固醇"，有对抗动脉粥样硬化性疾病的作用，数值越高越好，建议作为基本的血脂检查项目。

（4）总胆固醇

总胆固醇是血液中所有胆固醇的总和，也建议作为基本的血脂检查项目。

（5）载脂蛋白A I

正常人的载脂蛋白A I水平多在1.2~1.6g/L的范围内。载脂蛋白A I可以反映高密度脂蛋白胆固醇的水平，作用同样类似于高密度脂蛋白胆固醇，可不作为常规检查项目。

（6）载脂蛋白B

正常人的载脂蛋白B多在0.8~1.1g/L的范围内。载脂蛋白B主要反映低密度脂蛋白胆固醇的水平，作用同样类似于低密度脂蛋白胆固醇，可不作为常规检查项目。

（7）脂蛋白a

多数人的脂蛋白a在200mg/L以下。如果高于300mg/L，动脉粥样硬化性疾病的发生风险可能会升高。该指标主要与遗传有关，基本不受性别、年龄、体重和大多数降胆固醇药物的影响，可不作为常规检查项目。

在监测血脂指标的同时，需要兼顾受检者的经济能力问题。检查全项血脂指标的费用约为100元，一般每隔3~6个月复查一次，这对于需要长期服药和随诊的患者来说，毕竟是一笔不小的经济开支。为了节省患者就医的成本，我通常以"初诊四项基本指标、复诊针对性单项勾选"为原则，甚至对部分长期随诊的患者只单独检查低密度脂蛋白胆固醇一项，费用仅需约20元（常规四项约50元）。如此一来，能明显提高患者治疗的依从性[1]。

六、检查血脂时需要注意什么？

空腹化验血液已经成为人们一贯的认知习惯，采血前8~12小时禁食，次

---

[1] 单独检查某项指标固然可以节省检查费用，但可能会增加漏诊的概率，甚至影响疾病的治疗效果，故不推荐读者盲目照搬学习，须遵医嘱而定。

日清晨采血，能规避饮食因素对血液指标的影响。的确，部分化验项目必须空腹检查，比如空腹血糖。但实际上，有很多化验检查并不用空腹，包括血常规、肝功能、肾功能等。而血脂作为常用的血液化验之一，是否必须要空腹检查呢？

当人摄入大量高脂、高糖的食物后，能直接导致甘油三酯的指标升高。因此，美国心脏病学会和美国心脏协会推荐在空腹状态时化验血脂指标。

而欧洲动脉硬化学会等根据相关研究结果则推荐将非空腹血液标本作为常规检测血脂的方式。当然，血脂指标的正常范围也要随之调整。非空腹化验血脂的好处不言而喻：方便患者采血，患者也无须禁食 8～12 小时。

目前，在我国多数医院，血脂指标的正常参考范围依然以空腹采血为准，所以，还是推荐受检者以空腹的状态采血，尤其是曾被诊断为甘油三酯血症的患者。当然，在必要的情况下，可以考虑非空腹采血，毕竟饮食对血脂最重要的指标——低密度脂蛋白胆固醇的影响较小，一旦出现甘油三酯重度升高，建议在空腹状态下复查。

除了空腹外，检查血脂时还要注意什么呢？

有些人在化验血脂前几天常会刻意改变以往的饮食习惯，不食用油腻食物、不饮酒，说是这样能反映出真实的血脂状态。的确，这种做法会改善血脂水平。上文已有讲述，摄入大量高脂、高糖的食物能导致血液中的甘油三酯升高，但刻意改变饮食方式反而容易掩盖平素真实的血脂状态，因此，这种做法并不值得提倡，这算是一个常见的认知误区。那么，检查血脂还要注意些什么呢？

（1）重点筛查人群

① 已经诊断为动脉粥样硬化性疾病者，包括冠心病、脑梗死、颈动脉及外周动脉粥样硬化性斑块形成者；

② 存在多项动脉粥样硬化性疾病危险因素者，包括高龄、高血压、糖尿病、肥胖、吸烟、大量饮酒者；

③ 有早发性心血管病家族史者，即一级直系亲属（男性在 55 岁前或女性在 65 岁前）患冠心病和脑梗死等心血管疾病者；

④ 家族性高脂血症患者；

⑤ 有皮肤或肌腱黄色素瘤病史者。

（2）选择血脂项目

建议多数患者常规检查血脂四项，即总胆固醇、高密度脂蛋白胆固醇、低密度脂蛋白胆固醇和甘油三酯。如经济条件允许，初诊建议检查血脂全项（包括脂蛋白 a 等）。

（3）检查频率

① 已确诊为动脉粥样硬化性疾病者，每隔 3～6 个月检查一次，每次检查都必须包含低密度脂蛋白胆固醇；

② 未确诊为动脉粥样硬化性疾病的 40 岁以上男性和绝经后女性，每年检查一次；

③ 20～40 岁健康成年人每隔 5 年检查一次。

（4）定期复诊

初次服用降脂药物者，尤其是他汀类降脂药物，建议在服药后 4～6 周复诊，采血化验血脂、肝功、肌酸激酶等指标，以评价药效并监测不良反应。如果血脂水平未达到目标值但无不良反应，建议每 3 个月复查一次，并根据指标情况调整药物。

我在门诊坐诊时，经常有患者主动要求检查血液黏稠度。他们认为，血脂升高就是血液黏稠了，如果血液黏稠度高，就容易患冠心病、急性心肌梗死、脑梗死等疾病，真的是这样吗？

其实，血液黏稠度是反映血流流变学的指标，根据化验结果可分为血液黏稠度升高或降低两种类型。当血脂水平升高时，血液黏稠度确实可能会随之增加，此时，冠心病等心脑血管系统疾病的发病率会随之升高。然而，某些临床疾病也会导致血液黏稠度升高，如恶性肿瘤、多发性骨髓瘤、真红细胞增多症等。此时，血液的黏稠度升高并不见得会明显增加心脑血管疾病的发病率。

另外，在人体严重缺水的时候，同样会导致血液的黏稠度升高。若此时检查血液的黏稠度，即便是数值偏高，其临床意义也未必准确。

基于上述原因，心脏科医生常不推荐患者常规检查血液黏稠度，而真正反映"血黏度"的指标依然是血脂，尤其是低密度脂蛋白胆固醇的水平。

第二节　血脂高了，该怎么办？

一、脂肪也有好有坏？

脂肪的作用亦好亦坏，脂肪类食品也有好坏之分。脂肪是由甘油和脂肪酸组成的，其中甘油的分子结构比较简单，脂肪酸则分为饱和脂肪酸、单不饱和脂肪酸和多不饱和脂肪酸，三种脂肪酸对身体的影响各不相同。

饱和脂肪酸主要存在于畜肉（特别是肥肉）、禽肉、棕榈油中；单不饱和脂肪酸的唯一来源是油酸，主要存在于茶油、橄榄油、菜籽油和坚果中；多不饱和脂肪酸包括 ω-3 多不饱和脂肪酸和 ω-6 多不饱和脂肪酸，ω-3 主要来源于植物油、鱼类和鱼油中的 EPA 和 DHA，ω-6 主要存在于葵花籽油、玉米油和豆油中。

研究发现，适当增加不饱和脂肪酸的摄入比例，有利于改善血脂。而过多摄入饱和脂肪酸会升高血液中甘油三酯、低密度脂蛋白胆固醇的数值。用单不饱和脂肪酸和 ω-6 多不饱和脂肪酸替代饱和脂肪酸，可以降低总胆固醇和低密度脂蛋白胆固醇的数值。现在市面上出售的食用调和油就是基于该理论研制而成的，适量增加了不饱和脂肪酸的比例。

ω-3 多不饱和脂肪酸具有广泛的生物学作用，对血脂、血压、心脏功能、血管反应性等方面都有良好的作用；EPA 和 DHA 有较强的降低甘油三酯、增高高密度脂蛋白胆固醇的作用。目前较为流行的"地中海膳食模式"的营养基础之一便是富含 ω-3 多不饱和脂肪酸，具有降低心血管疾病发病率的积极作用。

人们如今的膳食结构已发生变化，最突出的特点是肉制品（尤其是肥肉）、烹调用油的比例在逐渐增加，这些食物含有大量的饱和脂肪酸。所以，与其说脂肪的摄入量过剩，不如说是饱和脂肪酸的摄入量过剩。目前建议一般人群摄入饱和脂肪酸的比例应小于摄入总能量的 10%，高脂血症患者摄入饱和脂肪酸的比例应小于摄入总能量的 7%。其具体换算方法较为复杂，但总原则是越少吃越好，毕竟对大多数人来说，机体脂肪的需求量已经足够了。

在日常摄入脂肪类饮食方面，有如下几点建议，供大家参考：

① 尽量减少食用肥肉类和奶油，尽量不食用椰子油和棕榈油，肥胖或高脂血症者应主动杜绝食用各种类型的肥肉；

② 烹调用油尽量选择富含油酸的植物油，如茶油、玉米油、橄榄油等，每日不超过 30g；

③ 肉类首选鱼肉，尤其是深海鱼类，因其富含多不饱和脂肪酸，每周吃鱼 2 次以上，每次 150～200g，相当于摄入 200～500mg EPA 和 DHA，其作用不亚于鱼油类制品；

④ 素食者可以通过食用亚麻籽油和坚果来获取不饱和脂肪酸，每天吃一小把坚果。

另外，为大家介绍一个重要概念：反式脂肪酸。植物油在部分氢化过程中（如油炸食品的过程）能产生大量的反式脂肪酸。摄入过多的反式脂肪酸不但会升高低密度脂蛋白胆固醇的含量，还会降低高密度脂蛋白胆固醇的含量，从而增加心血管疾病的患病风险。

反式脂肪酸主要存在于起酥油、人造奶油（包括酥皮糕点、人造奶油蛋糕、植脂末等）、高温精炼的植物油、反复煎炸的植物油和各类油炸油煎食品中。目前建议反式脂肪酸的摄入量应小于摄入总能量的 1%，原则是"越少越好、没有最好"。

总有人说，如今人们"营养过剩"了。我持有不同的观点，确切地说应该是"营养不均衡"：摄入的脂肪类食品越来越多，五谷杂粮、蔬果却越来越少。而且，现代的精加工技术让食品的营养素含量明显下降，比如在精米、精面的制作过程中，B 族维生素大量流失；新鲜蔬菜在长时间搁置之后，维生素 C 的含量也会大量流失……此类问题都是导致营养不均衡的主要因素。

对于多数国人来说，如今并不缺乏脂肪类食品。因此，在平素饮食生活中应尽量规避肥肉、油炸食品，并控制食用油的摄入量。在选择肉类方面，百姓中流传着一段俗语，我觉得不无道理："宁吃两条腿的（禽类），不吃四条腿的（畜类），最好是吃没有腿的（鱼类）。"

二、高血脂的人能吃鸡蛋吗?

鸡蛋中含有丰富的优质蛋白质,2 个鸡蛋所含的蛋白质相当于 50 克鱼或瘦肉所含的蛋白质。鸡蛋中含有人体必需的 8 种氨基酸,其中的蛋氨酸(甲硫氨酸)也是谷类和豆类所缺乏的必需氨基酸,总体吸收率高达 98%。蛋黄中含有丰富的卵磷脂及钙、磷、铁、维生素 A、维生素 D、B 族维生素等营养元素。毋庸置疑,鸡蛋绝对称得上是"大补"的保健食品。

然而,鸡蛋中所含的另外一种营养成分却让它遭受了太多的"不白之冤",那就是胆固醇。有人说,只要血脂升高了或患心脑血管疾病了,就不能再吃鸡蛋了。您也是这样认为的吗?

在前文中,我们谈及过胆固醇的相关话题。血液中的胆固醇主要源于食物和人体自身合成。但需要注意的是,两者的比例并不相同:从食物中获取的约占 20%,人体自身(主要是肝脏)合成的约占 80%。也就是说,血液中的胆固醇主要受自身合成和代谢因素的影响,饮食并非是最主要的因素。

但是也不能因此而随意吃鸡蛋,在《中国居民膳食指南 2016》中,营养学专家已做出说明:每日膳食中摄入的胆固醇应低于 300mg,相当于 1 个鸡蛋黄所含的胆固醇量。所以说,每天吃 1 个鸡蛋正好满足人体每日的需求量,即便是高脂血症患者,只要每天食用不超过 1 个鸡蛋,对血脂的影响就不大,但前提是不能再食用其他含有胆固醇的食物了。实际上,这很难做到,因为很多食物中都含有胆固醇,如肉类、蟹黄、奶油、食用油等。

综合来看,健康者(血脂正常者)可放心食用鸡蛋,每日 1 个即可;对于高脂血症和冠心病的患者来说,应尽量减少鸡蛋的食用量,每日不超过 1 个,喜食鸡蛋者可将蛋黄分给家人吃或另做他用,以降低膳食中的胆固醇摄入量。

三、高血脂者的其他生活注意事项

在前文中,已为大家讲述了高血脂者的部分注意事项,在本篇内容中,再为大家补充讲述高血脂者的其他饮食及生活方面的注意事项。

（1）增加膳食纤维的摄入量

绝大多数的膳食纤维能辅助降低总胆固醇和低密度脂蛋白胆固醇的量，并降低冠心病的发病风险。富含膳食纤维的食物有谷薯类、豆类、新鲜蔬菜和水果。建议每天摄入谷薯类食物 250～400g，其中全谷物和杂豆类约 50～150g，薯类约 50～100g；每天宜摄入 300～500g 蔬菜，其中深绿色叶菜应占 1/2；每天宜摄入 200～350g 新鲜水果，注意果汁不能代替鲜果；每天宜摄入 25g 大豆制品。

（2）限制饮酒

有研究认为，中等量饮酒（男性每天摄入 20～30g 酒精，女性每天摄入 10～20g 酒精）能升高高密度脂蛋白胆固醇，有降低冠心病发病风险的作用。但是，对于高甘油三酯血症患者来说，即便是少量饮酒，也会进一步升高甘油三酯，故不建议高甘油三酯血症患者饮酒。❶

（3）戒烟

戒烟能升高高密度脂蛋白胆固醇的含量，降低冠心病的发病风险。

（4）控制体重

肥胖是血脂代谢异常的重要危险因素。将体重指数维持在 20.0～23.9，有利于血脂健康。

（5）适量运动

建议每周运动 5～7 天，每次做 30 分钟中等强度的有氧运动。

归根结底，高血脂者的膳食结构和生活方式与高血压、冠心病等极为相似，但又有所区别。比如说在饮酒方面，适量饮酒可能会降低冠心病的发病风险，但甘油三酯升高的患者则应该严格杜绝饮酒；在运动方面，冠心病者要结合症状来评估运动强度，而高血脂者则可以进行适量的高强度运动，如长跑等。

---

❶ 关于饮酒对心血管系统影响的研究仍在继续。有的研究认为，适量饮酒可能会降低冠心病的发病风险；有的研究认为，即便是少量饮酒，也不利于心血管系统的健康。总的原则是，不推荐通过饮酒来保健。

四、鱼油能降血脂吗？

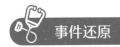 事件还原

　　血脂问题已困扰章先生许久：低密度脂蛋白胆固醇的数值居高不下，服用他汀类药物后，转氨酶严重升高，换用依折麦布（胆固醇吸收抑制剂）后效果依然不佳。结果"久病乱投医"，章先生轻信网络宣传，购买了鱼油、辅酶 Q10 等保健品，最后血脂数值回升到了服药之前。章先生百思不得其解，按道理说，鱼油确有降低血脂的功效，自己吃了怎么会完全无效呢？百般无奈，章先生来到了我的门诊。

　　其实，抱有同章先生类似想法的人并不在少数。鱼油到底是否能够降低血脂，高血脂患者又是否能服用鱼油呢？要解答上述疑惑，得从鱼油的作用机制说起。

　　鱼油是从鱼类中提取的油脂，富含 ω-3 多不饱和脂肪酸，主要的活性成分是 EPA 和 DHA。有研究发现，高纯度的鱼油能将甘油三酯降低约 30%～40%，且不良反应少，不良反应的总体发生率约 2%～3%，比如出现消化道症状，少数病例会出现转氨酶或肌酸激酶轻度升高，偶见出血的倾向。

　　然而，鱼油的应用前景却不容乐观。英国的心肌梗死预防指南提出，不推荐单独使用鱼油来预防再次心肌梗死。欧洲的心血管疾病预防指南同样指出，冠心病患者每天额外补充 400～1000mg EPA 或 DHA，并未对心血管有明显益处。

　　简而言之，对于冠心病患者来说，补充鱼油似乎并无明显的心脏保护作用。然而，我们也不能抹杀鱼油的有益作用，因为它的确能够降低甘油三酯，但前提得是高纯度的药用鱼油。

　　回过头来再分析章先生的案例，鱼油对其无效的原因有二：一是章先生的胆固醇超标，而鱼油基本没有降低胆固醇的作用；二是章先生购买的鱼油只是普通的保健品，并非高纯度的药用鱼油，自然也不会产生明显的降脂效果。实际上，目前国内的鱼油制品多为保健品，鲜见高纯度的药用鱼油。

高纯度的药用鱼油并非是治疗甘油三酯血症的唯一选择。一般来说，建议轻度的高甘油三酯血症者首选非药物治疗，即通过改善饮食结构、控制体重等方式降低甘油三酯；如果是重度高甘油三酯血症（甘油三酯 ≥ 5.6mmol/L），则考虑启用贝特类药物，如非诺贝特等，以预防发生急性胰腺炎。

当然，鱼油中的 EPA 和 DHA 完全可以从饮食中获取。建议每周吃鱼 2 次以上，每次 150～200g，大致相当于补充 200～500mg EPA 和 DHA，其保健效果不亚于服用普通的鱼油类保健品。

五、血脂高了，就一定要服药吗？

我所在的科室每个月都有 2～4 场免费的科普教育课程，内容涵盖常见心血管疾病的预防与治疗、日常生活方式管理、心血管药物应用等方面。在一次科普课程中，我分享了高脂血症方面的话题，听众反响热烈，提出了很多关于血脂的问题。其中，有两位听众描述了自身的情况，我分别给出了不同的建议。

 事件还原

听众王先生：30 岁，外企职员，平素身体健康，身材微胖，有吸烟嗜好。单位一年一次的例行体检结果显示，低密度脂蛋白胆固醇为 4.2mmol/L，化验单上标记有向上的箭头，其余指标均正常，体检报告的结论为高脂血症。

我的建议是：控制体重、改善饮食模式，三个月后复查。

听众刘先生：50 岁，从事文职工作，一年前被确诊为冠心病，安装了一枚心脏支架，正在服用他汀类降脂药物治疗。门诊复查血脂结果显示，低密度脂蛋白胆固醇为 3.4mmol/L，标记有向上的箭头，化验单的结论同样为高脂血症。

我的建议是：加用另外一种降脂药物——依折麦布，继续强化降脂的力度。

或许各位会问：根据化验单的箭头提示，两位听众都被诊断为高脂血症，为什么我给血脂略低的刘先生加用了另外一种降脂药物呢？

其实，这涉及一个专业的概念：心血管疾病危险评估系统。在制定降脂策略时，医生会根据患者的血脂指标，结合个体的心血管疾病危险因素（如年龄、性别、是否合并高血压和糖尿病、家族史等），用专业的评分系统来综合评价患者现在以及未来 10 年心血管疾病的发病风险。

正如降压策略所秉承的"个体化"原则，降脂治疗同样需要根据不同的个体情况采取不同强度的干预措施，这也是应对血脂异常的核心策略。譬如说，医生会将已患冠心病者列为极高危人群，将未患冠心病者根据血脂指标、有无高血压及其他危险因素等分为低危、中危和高危人群。

为了便于读者理解，如下简述极高危、高危、中危和低危四个危险等级人群的降脂目标值和划分标准。危险等级参考的主要血脂指标为低密度脂蛋白胆固醇❶。

（1）极高危人群（低密度脂蛋白胆固醇的目标值 < 1.8mmol/L）

所有分型的冠心病患者都是极高危人群，包括心绞痛、陈旧性心肌梗死、急性心肌梗死者。

（2）高危人群（低密度脂蛋白胆固醇的目标值 < 2.6mmol/L）

① 低密度脂蛋白胆固醇 ≥ 4.9mmol/L 者；

② 低密度脂蛋白胆固醇在 1.8～4.9mmol/L 之间，且年龄 ≥ 40 岁的糖尿病患者；

③ 患有高血压，且低密度脂蛋白胆固醇 ≥ 2.6mmol/L，同时合并 2 项危险因素者❷；

④ 患有高血压，且低密度脂蛋白胆固醇在 1.8～2.6mmol/L 之间，同时合并 3 项危险因素者。

（3）中危人群（低密度脂蛋白胆固醇的目标值 < 3.4mmol/L）

① 患有高血压，且低密度脂蛋白胆固醇 ≥ 2.6mmol/L，同时合并 1 项危险因素者；

② 患有高血压，且低密度脂蛋白胆固醇在 1.8～2.6mmol/L 之间，同时合

---

❶　分级的理论依据源于《中国成人血脂异常防治指南（2016 年修订版）》。

❷　根据《中国成人血脂异常防治指南（2016 年修订版）》建议，评估血脂异常患者未来 10 年心血管病发生风险的危险因素有 3 项，即吸烟、低高密度脂蛋白胆固醇、男性 ≥ 45 岁或女性 ≥ 55 岁。

并 2 项危险因素者；

③ 未患高血压，但低密度脂蛋白胆固醇 ≥ 3.4mmol/L，同时合并至少 2 项危险因素者；

④ 未患高血压，但低密度脂蛋白胆固醇在 2.6～3.4mmol/L 之间，同时合并 3 项危险因素者。

（4）低危人群（低密度脂蛋白胆固醇的目标值 < 3.4mmol/L）

① 患有高血压，且低密度脂蛋白胆固醇在 1.8～4.9mmol/L 之间，不合并任何危险因素者；

② 患有高血压，且低密度脂蛋白胆固醇在 1.8～2.6mmol/L 之间，合并 1 项危险因素者；

③ 未患高血压，但低密度脂蛋白胆固醇在 1.8～3.4mmol/L 之间，不合并或者合并 1～2 项危险因素者；

④ 未患高血压，但低密度脂蛋白胆固醇在 3.4～4.9mmol/L 之间，不合并或者合并 1 项危险因素者；

⑤ 未患高血压，但低密度脂蛋白胆固醇在 1.8～2.6mmol/L 之间，合并 3 项危险因素者。

根据上述危险等级的划分方法，回顾两位听众的血脂状况：听众王先生的低密度脂蛋白胆固醇为 4.2mmol/L，有 1 项危险因素（吸烟），属于低危人群，故可从改善生活方式做起，包括戒烟、控制体重等方面；对于同样诊断为高脂血症的听众刘先生来说，虽然低密度脂蛋白胆固醇明显低于王先生，仅为 3.4mmol/L，但他已患有冠心病，属于极高危人群，应将低密度脂蛋白胆固醇的水平控制在 1.8mmol/L 以下，因此要加用其他类型的降脂药物强化治疗。

总而言之，在评价及制定降脂方案时，不要盲目地根据化验报告单的箭头来判断是否用药，而是要根据患者的血脂指标，结合相关危险因素以及是否合并高血压、糖尿病、冠心病等情况综合评价而定。

六、常用的降脂药物有哪些？

防治心脑血管疾病，在兼顾血压、血糖的同时，血脂管理也是尤为重要的环节。可我国成年人的血脂调查数据却不容乐观：低密度脂蛋白胆固醇≥3.4mmol/L 的人占 26.3%，处于血脂升高或异常的状态；8.1% 的人低密度脂蛋白胆固醇≥4.1mmol/L；2% 的人低密度脂蛋白胆固醇≥4.9mmol/L；而低密度脂蛋白胆固醇处于理想水平的人仅为 39.3%。而且，随着生活方式的改变，我国成年人的平均低密度脂蛋白胆固醇水平由 2002 年的 1.91mmol/L升至 2014 年的 2.88mmol/L。

毋庸置疑，渐长的血脂水平和心血管疾病的高发性有着密切的关联。据 2010 年发布的 CTT 荟萃分析结果显示，不管低密度脂蛋白胆固醇的指标多高，只要每降低 1mmol/L，主要心血管疾病的发生率（心肌梗死、脑卒中等）就能降低约 20%。因此，如何有效降低血脂成为心脏科医生最为关注的医学课题。

各类降脂药物的陆续出现，无疑为广大心血管疾病患者带来了福音，这些药物能达到饮食干预远不能企及的降脂效果。譬如说，他汀类降脂药物能使低密度脂蛋白胆固醇的水平降低 30%～50%，新型降脂药物 PCSK9 抑制剂甚至可使低密度脂蛋白的水平降低 50% 以上。下面列举几类目前主流的降脂药物。

（1）他汀类降脂药物

他汀类降脂药已成为降脂药物家族的中流砥柱，是降低胆固醇（尤其是低密度脂蛋白胆固醇）的首选用药，代表药物有阿托伐他汀、瑞舒伐他汀、辛伐他汀、普伐他汀、洛伐他汀等。其主要作用是降低低密度脂蛋白胆固醇，同时也能降低 7%～30% 的甘油三酯水平，升高 5%～15% 的高密度脂蛋白胆固醇水平。

他汀类药物是治疗冠心病的基础药物，绝大多数冠心病患者要终身服用，若想达到最佳的临床功效，需将低密度脂蛋白胆固醇控制在 1.8mmol/L 以下，甚至在 1.0mmol/L 以下，这也是冠心病患者服用降脂药物后所要达到的"靶目标"。然而，任何一种药物的作用效果都是有限的，他汀类药物依然如此。

试想一下，如果服用了他汀类药物之后，血脂还不达标该怎么办？

从理论层面上分析，解决问题的方法并不难：要么增加剂量，要么换成别的药物，要么联合应用其他降脂药物。其中的道理不言而喻，但关键问题是他汀类药物已经是目前国内主流降脂药物中的"佼佼者"，而且剂量加倍也只能增加 6% 的降脂效果，如此看来，联合应用其他降脂药物似乎是唯一出路。

（2）胆固醇吸收抑制剂——依折麦布

除了他汀类药物，其他降脂药物有：胆固醇吸收抑制剂、贝特类、烟酸类、胆酸螯合剂、普罗布考、高纯度鱼油等。医学家们在不断的研究和探索中发现，胆固醇吸收抑制剂是联合用药的不二之选，其代表药物就是依折麦布。

依折麦布通过抑制肠道内胆固醇的吸收来发挥降低血脂的作用，总体能将低密度脂蛋白胆固醇降低 17%～23%，且不良反应较少。研究证实，他汀类和依折麦布联合用药能进一步降低冠心病患者的心血管事件的发生率。

基于各大研究的结果，国内外大型血脂指南一致推荐：如果他汀类未能将血脂降至目标值，首选联合应用依折麦布，常用剂量为每天 10mg。

（3）PCSK9 抑制剂

PCSK9 抑制剂的代表药物有 evolocumab 和 alirocumab，已获欧盟医管局和美国 FDA 批准上市。不同于他汀类药物和依折麦布，PCSK9 抑制剂需要皮下注射，频率为每月 1～2 次即可。

截至 2019 年底，每月注射 evolocumab 的费用大约在 2600 元，昂贵的费用是限制该药应用和推广的较大阻力之一。现有的循证研究证据表明，除了皮下注射处的反应略大之外，PCSK9 抑制剂并没有其他严重的不良反应，但其长期应用的安全性问题还要进一步验证。

（4）贝特类降脂药物

低密度脂蛋白胆固醇是心脏科医生最为关注的指标，上述 3 种降脂药物亦是主要针对降低低密度脂蛋白胆固醇的。然而，和低密度脂蛋白胆固醇一样，甘油三酯也是导致动脉粥样硬化性疾病的危险因素之一，重度甘油三酯血症还能增加急性胰腺炎的发病风险。因此，甘油三酯也是不容忽视的血脂指标。

贝特类药物是降低甘油三酯的常用药物，能将甘油三酯降低 25%～50%、低密度脂蛋白胆固醇降低 20%、高密度脂蛋白胆固醇升高 5%～20%。代表药物是非诺贝特。常见的不良反应与他汀类药物类似，包括肝脏和肌肉损伤等，总体发生率＜1%。

是否启用贝特类药物，需要医生根据临床状况而定。一般来说，如果甘油三酯≥5.6mmol/L，则要立即启用贝特类药物来预防发生急性胰腺炎。如果经他汀类药物治疗后，甘油三酯仍≥2.3mol/L，可考虑启用贝特类药物。

上述内容中所提及的药物普遍应用于防治心血管系统疾病。临床医生常常秉承着"他汀是基石，依折麦布是补充"的基本原则，如果在单用他汀类或联合应用依折麦布后，低密度脂蛋白胆固醇依然未达标，可考虑使用新型药物PCSK9抑制剂；如果甘油三酯显著升高，可考虑服用贝特类药物。然而，具体的降脂处方，还需要医生根据患者情况制定个体化的方案❶。

七、服用他汀类降脂药物有哪些注意事项？

事件还原

　　陆先生，70岁上下，因患冠心病安装了一枚心脏支架。术后，陆先生根据医生的建议规律服用阿司匹林、阿托伐他汀等药物。可在冠心病症状逐渐好转的同时，陆先生却又出现了新的症状，双小腿肌肉酸痛伴抽筋。

　　很多人都知道，腿抽筋是缺钙的常见表现，陆先生也认为肌肉酸痛、抽筋是由于缺钙导致的，遂购买了数种补钙的保健品，但症状依然没有任何缓解，便到当地医院先后看诊了骨科医生、营养科医生，都未找到确切的致病原因。最后，陆先生的女儿提出了关键性的假设：既然是安装支架后才出现的症状，是不是与心脏病有关系呢？

　　几经周折，陆先生到门诊找到了我。当陆先生提及肌肉酸痛的情况时，我联想到了一种常见的药物相关不良反应——肌炎，这是他汀类药物的副作用之一。果不其然，血液化验结果支持了诊断：肌酸激酶高达800U/L❷。

　　陆先生服用了我为他更换的药物之后，双小腿肌肉酸痛伴抽筋的症状随之消失，肌酸激酶也逐渐恢复到了正常的范围之内。

---

❶　评估降脂策略较为复杂，比如说，部分甘油三酯升高者，可能依然以他汀类药物为基础，因其同样有降低甘油三酯的作用。再者，目前我国针对PCSK9抑制剂的适应证并未扩宽到所有冠心病群体，需要医生详细评估后再制定降脂策略。建议读者不要根据本文中的基本理论知识，照搬照抄，擅自用药。

❷　肌酸激酶的参考范围：男性38～174U/L，女性26～140U/L（酶耦联反应法）。

试想一下，如果陆先生及早到心内科复诊，岂需大费周折！其实，这也是定期随诊的好处所在：可以监测药物的不良反应。他汀类药物有哪些常见的副作用？服用他汀类降脂药物又有哪些注意事项呢？下面依次为大家列举。

服用他汀类药物的常见副作用如下。

（1）肝功能异常

主要表现为转氨酶（如 ALT 或 AST）升高，其发生率为 0.5%～3.0%。服用剂量越大，发生率越高❶。

（2）肌病（包括肌痛、肌炎和横纹肌溶解等）

患者会出现肌肉不适、肌肉痛、肌无力等表现，正如文中的陆先生，他因服用他汀类药物而导致了肌炎的症状。横纹肌溶解是最严重的不良反应，常伴有肌肉痛、褐色尿等，甚至会致死，但常规剂量的他汀类药物很少导致横纹肌溶解。另外，不同的他汀类药物所致的肌肉相关不良反应发生率略有差异，总体发生率约 5%。

（3）新发糖尿病

长期服用他汀类降脂药物能增加新发糖尿病的发生风险，总体发生率为10%～12%，属他汀类效应。然而，他汀类对心血管疾病的总体益处远大于新发糖尿病的发生风险，无论是糖尿病高危人群还是糖尿病患者，如果符合服用他汀类药物的适应证，都应坚持服用。

（4）其他

他汀类药物还可能会引发认知功能出现异常，但多为一过性表现，发生率并不高。其他不良反应还包括头痛、失眠、抑郁以及消化不良、腹泻、腹痛、恶心等消化道症状。

服用他汀类药物时的注意事项如下。

（1）降脂效果不同

不同种类和剂量的他汀类药物，其降脂能力有较大的差别，公认降脂强度最大的他汀类药物是瑞舒伐他汀和阿托伐他汀，冠心病患者应优选这两种他汀类药物。

（2）勿擅自增减剂量

服用他汀类药物的过程中，不要擅自增减剂量，因为减量可能会减小其对

---

❶　ALT 和 AST 是最常用的肝功能化验指标，中文全称分别为丙氨酸氨基转移酶和天冬氨酸氨基转移酶。

心血管系统的保护作用，而加倍剂量却只能轻微增加降脂效果❶。

（3）服药时间

可在每天任意时间内服用他汀类药物。由于夜间服用他汀类药物的降脂力度略强，因此医生多建议此药在睡前服用。

（4）联合用药

联合应用他汀类和贝特类药物会增加肌病的发生风险，可通过调整服药时间来规避这项风险，比如夜间服用他汀类药物，早晨服用贝特类药物。

（5）监测不良反应

绝大多数人对他汀类药物的耐受性良好，不良反应多见于接受大剂量他汀类药物治疗者。但不管服用多大剂量的他汀类药物，均建议在服药 4~6 周后到门诊复诊，监测肌酸激酶、肝功能等化验指标。

总而言之，在服用他汀类降脂药物的过程中，除了监测药物的不良反应之外，最重要的是观察降脂疗效。不同人群的血脂"靶目标"是不同的，正如"血脂高了，就一定要服药吗？"一文中提及的"危险分层"概念。冠心病患者的低密度脂蛋白胆固醇靶目标是 < 1.8mmol/L，部分人甚至要 < 1.0mmol/L。当服用他汀类药物后，如果没有达到靶目标值，可能需要增加他汀类药物的剂量，或加用其他种类的降脂药物。

八、中药能降血脂吗？

中医药是祖国文化之瑰宝。据称，我国最早的中药巨著《神农本草经》成书于汉代，记载了动物、植物、矿物药共 365 种，不少药物沿用至今。中医对高脂血症的研究由来已久。中医认为，高脂血症与"痰""湿""浊""瘀"等因素有关。《医学正传》有过记载："津液黏稠，为痰为饮，积久渗入脉中，血为之浊。"现代研究表明，三七、红曲、当归、陈皮等中药有降低血脂的功效。

在《中国成人血脂异常防治指南（2016 年修订版）》中，血脂专家对中成

---

❶ 常规剂量的他汀类药物，能将低密度脂蛋白胆固醇降低约 30%~50%，但加倍剂量只能增强约 6% 的降脂效果，这就是所谓的"他汀疗效 6% 效应"。

药表示了明确的推荐，其中的代表是"血脂康胶囊"。

血脂康胶囊虽被归入调脂中药，但其降脂机制与他汀类药物相似，该药由特制红曲加入稻米通过生物发酵的方式精制而成，主要成分为 13 种天然复合他汀。血脂康的常用剂量为 0.6g，每日服用 2 次。服用常规剂量能将低密度脂蛋白胆固醇降低约 20%。

"指南"同样推荐了另外一种中成药制剂：脂必泰。该药是红曲与山楂、泽泻、白术的复合制剂。常用剂量为每次 0.24～0.48g，每日 2 次。

然而，对于已患冠心病的人群来说，"指南"依然建议优先选择阿托伐他汀或瑞舒伐他汀服用，以达到足够的降脂强度。若基于预防冠心病的目的，可考虑服用血脂康等中成药制剂。在服药期间，依然要监测血脂水平及相关不良反应。

现如今，我国的中医药产业正在蓬勃发展。和很多学科一样，中医学也需要大量的研究来论证其可靠性和安全性。需要提醒百姓的是，切忌自行购买并服用任何中药制剂，务必根据正规医师的处方购药和服药。

第四章

心脏病
还有这些

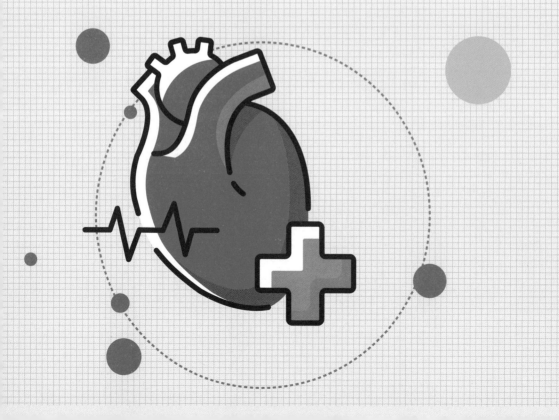

第一节 节奏乱了
——心律失常

一、到底什么是心律失常?

1．正常的窦性心律

检查过心电图的人应该都听说过"窦性心律"这个词，它常是心电图报告的第一个结论。不少人误认为这是一种病态的表现，其实不然，窦性心律是正常的心律表现。

到底什么是窦性心律，又为什么叫窦性心律呢?

"忆君心似西江水，日夜东流无歇时。"这是一首表达相思的唐诗，用它形容心脏也很贴切：心脏是人体最忙碌的器官，每天搏动约 10 万次，通过有规律的"收缩–舒张"运动，将富含氧气的动脉血泵至全身器官，滋养并维持其生理功能。心脏之所以能日夜不歇地工作，是因为具备一套持续的供能装置——心脏起搏及电传导系统。

心脏起搏及电传导系统由窦房结、房室结、左束支、右束支、浦肯野纤维等组成，它们有序地排列在心肌内。其中，窦房结位于右心房附近，是整个电传导系统的总司令部，负责发布电信号。正因为窦房结统领着整个心脏的电传导系统，故正常心律又被称为"窦性心律"(见图 4-1)。

当窦房结发出指令后，电信号经过结间束到达房室结，房室结把电信号传导至左、右束支，通过这样的路径，心室肌得到足够的电能后发生收缩，从而完成一次泵血。窦房结每发布一次指令，就意味着心脏跳动一次。

安静状态下，心脏在窦房结的指令下，像钟摆一样"嘀嗒、嘀嗒"有规律、有节奏地跳动，多数健康者的心率为 60～80 次 / 分。如果每分钟的心跳低于 60 次，称为窦性心动过缓；如果每分钟的心跳高于 100 次，称为窦性心动过速。

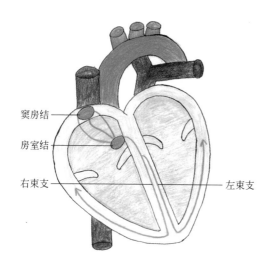

图 4-1　心脏的电传导系统

窦房结

房室结

右束支

左束支

不论是心动过缓，还是心动过速，都既可以是正常的心律变化，也可以为心脏病的表现之一。当人处于安静的休息或睡眠状态时，精神放松，心脏的迷走神经兴奋，心跳偏慢，常会发生窦性心动过缓，部分老年人或长期锻炼的运动员，也常会出现窦性心动过缓；当人处于运动或情绪激动的状态时，精神亢奋，心脏的交感神经兴奋，心跳偏快，常会发生窦性心动过速。

有些人的心跳并非绝对匀齐，尤其是青少年和儿童，有时略快，有时略慢，心电图常提示窦性心律不齐，这多为正常的生理现象，主要和呼吸等因素有关，吸气时心率略慢，呼气时心率略快。

需要注意的是，心脏病或其他系统疾病的患者同样可以发生窦性心动过缓、过速和不齐。比如说，窦房结功能下降可导致窦性心动过缓，甲状腺功能亢进可导致窦性心动过速，服用吗啡或洋地黄类药物可导致窦性心律不齐等。而具体究竟是正常还是病态的变化，就需要心脏科医生的诊断了。

2．心律失常发作时有哪些症状？

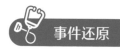

事件还原

　　王大娘由于反复出现头晕、晕厥的现象在当地医院就诊多次，医生考虑其病因是脑供血不足，为她完善了颈动脉超声、头部 CT 等检查，结果提示：颈动脉中重度狭窄、腔隙性脑梗死。加之王大娘多年的高血压病史，脑供血不足的诊断貌似有理有据。未曾想，治疗数月之久，症状依然不见好转。

转诊到上级医院后，一张普通的心电图为医生提供了新的诊断思路。心电图的结论为：窦性心动过缓，心率为 40 次 / 分。在"正常的窦性心律"一文中提及过，部分老年人可能会发生窦性心动过缓，但心率多数在 50～60 次 / 分，如果心率低于 50 次 / 分，往往提示心脏电传导系统出了问题。而后完善的 24 小时动态心电图结果提示，心脏在检查期间发生了多次超过 3 秒的停跳现象，最长一次为 6 秒，与之相吻合的是，王大娘头晕的症状在这几次停跳的时段中再次发作。

事情终于真相大白：王大娘原来是患上了心律失常（病态窦房结综合征），由于严重的心动过缓导致大脑短时间供血不足，继而诱发了相应症状。其实，颈动脉严重狭窄只是一项加重头晕的因素而已。医生为王大娘安装了心脏起搏器，从那以后，王大娘头晕的症状基本缓解，晕厥的症状再未发作。

王大娘的病例是一则典型的心律失常。到底什么是心律失常呢？简单来说，心律失常指的是心跳异常地变慢、变快或不齐。

心脏有节奏的跳动是由电传导系统掌控的。整个电传导系统犹如一支纪律严明的部队：窦房结作为"最高司令部"发布电信号，电信号沿着固定通路达至房室结，房室结则扮演"前线指挥站"的角色，将电信号传达至各个"作战部门"（心室肌细胞）。其中任何一环出现问题，都会导致电信号的传导发生异常。

譬如，当窦房结的功能减退时，心脏若想继续维持规律跳动，作为"次级司令部"的房室结必须承担起发布电信号的作用，此时可能会出现"交界性逸搏"；在窦房结功能正常的前提下，若其他位点越权发布了电信号，则可能出现"早搏"或"心动过速"等现象；如果窦房结和房室结都在按序工作，可是电传导通路中断了，那么这就如同电流"断路"，可能会出现"传导阻滞"等心律失常的表现。

依据上述理论，可将心律失常简单地分为电信号起源异常和传导通路功能异常两大类。其中，电信号起源异常的常见类型有早搏、逸搏、心房纤颤、室性心动过速、室性颤动等；传导通路功能异常的常见类型包括各种类型的传导阻滞，如窦房传导阻滞、房室传导阻滞、心室内传导阻滞等。

按照心率快慢，可将心律失常分为快速心律失常和缓慢心律失常。前者有心房纤颤、室上性心动过速、室性心动过速、室性颤动等；后者有病态窦房结综合征、房室传导阻滞等。

那么，心律失常有什么常见的症状呢？这主要有以下两个方面。

（1）心悸、心慌、胸闷

多数患者会出现心悸、心慌等表现，早搏者常会将这种感觉描述成"心脏漏跳感"，有些心律失常者常将其描述为像"偷东西"一样的感觉。有的心律失常者在发作期会有不同程度的胸闷、心前区不适等感觉，部分心律失常者可能没有任何明显的不适症状，甚至在发作期间检查心电图时才得以诊断。

（2）晕厥

部分严重的心律失常，如室性心动过速、心室颤动，可导致心脏停搏、大脑供血中断，继而出现晕厥的表现，甚至诱发猝死。医生常称这类心律失常为"恶性心律失常"，它是导致心源性猝死的主要原因。

另外，部分心律失常呈阵发性发作的特点：突然发作，突然中止。比如阵发性室上性心动过速，这类人群发作前的心率无异于健康者，发作时的心跳可突然升至150～200次/分，持续一段时间后再恢复至正常水平。

不同类型的心律失常对人体的影响是不同的。比如说，由于过度劳累、吸烟、大量饮酒或咖啡等原因导致的心脏早搏，一般不会对身体健康产生明显的不良影响；而长期的心房纤颤除了会导致心悸等不适症状之外，还可能会形成心房血栓，继而发生脑栓塞等并发症；而室颤之类的"恶性心律失常"则可能直接导致猝死。

总而言之，不同类型的心律失常对身体的影响是不同的，其预防手段和治疗策略亦是不同的。

3. 如何诊断心律失常？

诊断心律失常有两个基本要素：主观的临床症状和客观的辅助检查。

正如前文所述：心律失常多以心慌、心悸为首发症状，最基础的辅助检查是常规 12 导联心电图，只要在症状发作期完善心电图检查，其结果便可一目了然。

然而关键问题是，不同类型的心律失常，其发作特点各不相同。有的持续发作，有的间歇发作；有的持续时间较短，在数秒内便销声匿迹，有的持续时间较长，甚至伴随终身。不难理解，对于那些间歇短暂发作的心律失常，若在无症状期检查心电图，其结果可能是完全正常的。因此，有时候诊断心律失常并不容易。

先为大家分享一则真实的临床案例，您绝对想不到吴先生是通过什么方法被诊断出藏匿许久的心律失常的。

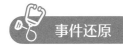 事件还原

吴先生 50 来岁，患有多年的高血压病，曾因反复心慌的症状就诊，当时医生怀疑是心律失常，但多次检查心电图均无异常。为了持续监测心律情况，进一步完善了 24 小时动态心电图检查，依然无果，佩戴仪器期间，他的心律完全正常。

吴先生的症状忽隐忽现，有时间隔数月发作，有时间隔数天发作。发作持续的时间亦长亦短，时而数分钟，时而数小时。为了明确诊断，让他终日佩戴动态心电图仪器也不太现实。实际上，类似的病例在临床上屡见不鲜，其诊断难点主要在于不能及时地在发作期监控心律情况。

后来，医生想到了一种聪明的方法协助捕捉到了异常的心律信号，那就是用智能运动手环。智能运动手环类似电子手表，佩戴方便，部分机型能辅助监控并回顾分析心律情况。

最终发现，在心慌发作期，吴先生的心律出现了明显不齐的现象，最快心率可达 150 次 / 分，医生高度怀疑是房颤。而后住院进行了电生理检查，明确了诊断，这就是房颤。

不过，运动手环并非专业的监测心律的设备，不能准确反映心电图的波形特点，而且在佩戴过程中可能存在大量的信号干扰，影响结果判读。但因其携带方便，费用较低，也不失为一种辅助诊断心律失常的手段。

那究竟有哪些方法能捕捉到若隐若现的心律失常呢？如下，为大家介绍几种可供选择的方法。

（1）普通常规心电图

普通常规心电图是诊断心律失常最快捷、最经济的方法。只要在症状发作期检查，多数的心律失常都可确诊。

（2）动态心电图

动态心电图犹如一部可以随身携带的心电图检测仪器，能随时随地监控心律变化，并将其记录在案。通常的佩戴时间为 24 小时，亦可延长时间，但过长时间的佩戴会引发明显的不适感。而且，对于间隔数月才发作一次的心律失常来说，动态心电图也难以及时监控到异常的心律信号。

（3）植入型心电监测设备

植入型心电监测设备是通过在皮下植入一枚微型电极探头来长期监测心律的，数据结果可自动实时地发送到监测管理中心，以判断心律失常的类型（见图 4-2）。

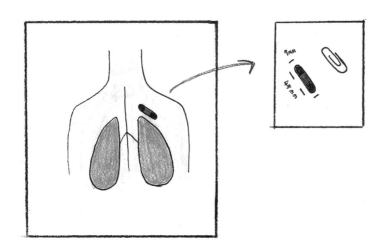

图 4-2 植入型心电监测设备

微型电极的探头长约 45mm，宽约 7mm，在局部麻醉下埋入左侧肋间皮肤下，整个埋入过程仅需数分钟，对身体的创伤较小，无需缝合，可持续使用

3 年时间，这也是植入型心电监测设备的优势所在。

植入型心电监测设备适合于反复不明原因晕厥者，以及筛查或评估房颤和各种严重性心律失常者，如室性心动过速者、窦性停搏者等。

（4）心脏电生理检查

心脏电生理检查是一种微创检查，在患者的外周血管插入特制的导管，进行心脏电传导系统的内部检查。在检查过程中，将头部带有探测电极的导管经过外周静脉插入心脏内部，观察心脏内部的电位变化，必要时可人为发送电信号来诱发心律失常。

心脏电生理检查不但能诱发心律失常，还能协助医生明确心律失常的具体类型，是诊断心律失常的"金标准"。但是，这项检查一般要住院检查，且费用较高。

（5）学会自测心律

不管是心律失常者，还是健康者，都应该学会自测心律的方法——摸脉搏，尤其适用于心律短暂异常者，如早搏、阵发性室上性心动过速等（见图 4-3）。

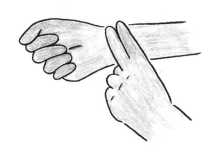

图 4-3　摸脉搏

自测心律时，可将一只手的食指和中指并拢，轻压于对侧手腕的桡动脉搏动最强处，初步评估心跳次数和心律情况。在突发心慌时，这种方法能以最快的速度探测心律变化，心律可能为正常、间断停跳、匀齐加速、突然减慢等，能协助医生诊断心律失常。

总而言之，诊断心律失常最简单的方法就是在发作期自测心律变化，并在最短时间内完善常规心电图检查，如果未能捕捉到异常心律，可完善 24 小时动态心电图检查，必要时延长至 48～72 小时。

在平素生活中，建议出现类似心慌等症状者佩戴智能手环或手表辅助监测心律情况。如果已患心脏病，如冠心病、心力衰竭等，出现了心慌伴晕厥的症状，务必及时到医院就诊，谨防致命性心律失常的可能性。

二、心律失常的种类与治疗方法

1. 抢拍了——早搏

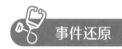
事件还原

莺莺是我的老同学，刚过 40 岁，身体健康状况还算不错，海参生意做得风生水起。当年，莺莺向我哭诉自己患上了奇怪的心脏病，心脏"突突地"跳个不停，时而还会出现心脏停搏的现象，严重的时候甚至每隔三五次正常心跳就会停跳一次。据莺莺描述，整天感觉像是"偷东西"一样，心慌的症状明显影响到了正常的工作和休息。

时值海参销售旺季，莺莺只能带病上岗，夜以继日地工作，困了、乏了就喝咖啡来提神醒脑，不承想心慌的症状越来越重，迫于无奈才到医院看病。

其实，心脏偶尔停跳、心慌、心悸是心脏科医生最熟悉的临床症状，多由心律失常引发，诊断并不难，24 小时动态心电图是较常用的检查项目之一。动态心电图如同一部移动的心电图检查仪器，能全天候监测心律的变化，如果受检者在佩戴期间发生心律失常，仪器能自动记录数据，并分析出心律失常的类型。

正是通过动态心电图检查，捕捉到了导致莺莺心脏停搏的元凶。检查结果提示，莺莺全天的总心跳数约 10 万次，其中室性早搏约 8000 次。如此庞大数量的早搏让莺莺恐慌不已，到底应该怎么办？为什么会出现这么多次的早搏呢？

所谓早搏，又称为期前收缩，是最常见的心律失常类型，其发生主要与传导系统其他起搏位点的兴奋性增高有关。在"心律失常发作时有哪些症状？"一文中有过讲述，心脏电传导系统犹如一支作战部队，窦房结作为最高司令部发布电信号，电信号沿着固定通路到达房室结、心室肌等位置，从而引发心脏的收缩和舒张，周而复始，以维持正常的血液循环。

然而，某些特殊的原因可以让窦房结之外的传导位点的兴奋性增高，先于窦房结发布电信号，引发心脏提前收缩，这就是早搏（见图4-4）。根据兴奋性增高传导位点的部位不同，可将早搏分为房性早搏、交界性早搏和室性早搏。文中主人公莺莺的早搏类型是室性早搏，顾名思义，是由于心室肌细胞的兴奋性突然增高而导致的心脏提前收缩。

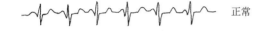
正常

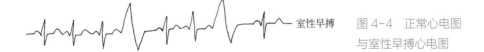
室性早搏

图4-4　正常心电图与室性早搏心电图

早搏的病因有多种，健康者和心脏病患者均可发生早搏，如下的几类人群容易出现早搏现象：

① 过度疲劳或精神紧张者，过量吸烟者，饮用浓茶、咖啡或含酒精饮品者；

② 器质性心脏病患者，包括冠心病、高血压、心肌病、心脏瓣膜病等患者；

③ 服用了一些药物，如精神类药物（三环类抗抑郁药等）、洋地黄、奎尼丁、减肥药，甚至毒品等者；

④ 缺氧、麻醉、手术者；

⑤ 电解质紊乱者，如低钾血症、低镁血症等者。

此外，一些机械、电、化学刺激也可能会诱发心脏早搏。比如在进行心脏冠状动脉造影检查的过程中，如果造影导管无意间触碰到了心室肌，就可能会诱发早搏。

治疗早搏的原则很简单：对于健康者来说，须去除诱发早搏的因素，包括戒烟、限酒等，如不缓解，可以适量服用对抗心律失常的药物；对于心脏病患者来说，则要积极对症治疗原发病，这样早搏现象多会随之减少。

我们再来分析一下莺莺的情况：她平素身体健康，无心脏病病史，其早搏的发病原因主要和过度疲劳、精神紧张以及大量饮用咖啡等因素有关，因为其早搏次数较多、临床症状较为明显，所以我为她处方了一些药物，并嘱咐其改善生活方式（调整睡眠习惯、充分休息、停用咖啡），经过大约半个月时间的调整，再来检查时，她的早搏现象已消失，心慌症状也随之销声匿迹了。

2. 越权了，士兵干了司令的活儿——房颤

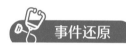 事件还原

老周是一名小学体育教师，自觉身体素质不错，除了偶尔感觉心慌之外，并无心脑血管疾病。在一次和朋友打牌的过程中，突然肢体偏瘫、嘴巴歪斜、言语不清。牌友见状，赶忙呼叫120，将老周送往医院。经过详细的体格检查，结合脑部CT结果，神经内科医生判断老周患上了脑栓塞——缺血性脑卒中的一种常见类型。值得庆幸的是，由于老周就诊及时，医生给予"溶栓"治疗后，老周的症状逐渐缓解，最终康复出院。

老周百思不得其解，他平时身体健康，也没有高血压、糖尿病、冠心病之类的慢性病，怎么会突然患上脑卒中了呢？心电图和心脏超声的检查结果解答了老周的疑惑：心电图结果为房颤，心脏超声结果为左心房可见附壁血栓。所以说，房颤是导致老周罹患脑卒中的元凶。

那么问题来了：房颤是较常见的心律失常类型之一，脑卒中是较常见的脑血管疾病类型之一，两者之间的关系貌似风马牛不相及，怎么会有所关联呢？

所谓房颤，是心房纤颤的简称，亦可称为心房颤动。据统计，房颤的总体发生率在1%～2%，我国30～85岁居民中房颤的发生率约0.77%，80岁以上人群的患病率约7.5%，甚至更高。

多数房颤患者伴有心慌、胸闷等症状，在活动或情绪激动后加重，患者常自述心律不齐，心跳毫无规律；重症者会出现明显的呼吸困难，甚至诱发心力衰竭；少数房颤患者症状轻微，甚至在常规体检时才得以发现，正如故事的主人公老周，只是平素偶尔出现轻微的心慌症状。

房颤的突出特点是心律不齐，通过心电图检查即可明确诊断，其主要发病原因和心脏电传导功能异常有关（见图4-5）。

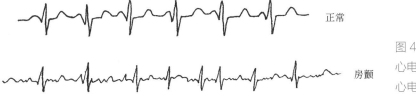

正常

房颤

图4-5　正常心电图与房颤心电图

在"正常的窦性心律"一文中，对窦性心律有过详细的介绍：正常心跳是由窦房结统领控制的，传导系统的其他位点（如心房肌细胞、房室结、心室肌细胞）都要听从窦房结的指挥，并传递电信号。但是，某些致病因素会引发心房肌细胞的兴奋性增强，导致其无秩序地取代窦房结发布电信号，其中的部分电信号随着房室结传导至心室，最终导致心脏毫无规律地跳动。

房颤常见于有如下三大类情况的人群。

（1）心脏病

风湿性心脏病是房颤的常见因素，尤其是合并二尖瓣狭窄者，其发生房颤的概率约40%；高血压患者逐年增加也是房颤发病率高的主要因素之一；其他类型的心脏病，如冠心病、先天性心脏病、心肌病等亦是发生房颤的常见病因。总体而言，各种类型的心脏病是导致房颤的常见原因。

（2）其他系统疾病

研究显示，1%～15%的甲状腺功能亢进者合并有房颤，这也是首次确诊房颤的患者应该筛查甲状腺功能异常的原因所在；严重缺氧、休克、离子紊乱等亦可诱发房颤。

（3）情绪激动、剧烈运动、大量饮酒、手术创伤

房颤同样可见于健康者，可在情绪激动、剧烈运动、大量饮酒后发作，手

术创伤同样可以诱发房颤。

　　此外，高龄、肥胖和糖尿病也会增加房颤的发病率；房颤还可发生于身体健康的年轻人，这可能与遗传因素有关。

　　之所以房颤与脑卒中有着千丝万缕的关系，源于房颤可能会产生一种严重的并发症——血栓栓塞。房颤时，心房无序地收缩会导致血液在心房内（尤其是左心耳）的流速减慢、淤滞甚至不流动，继而容易形成血栓（见图 4-6）。

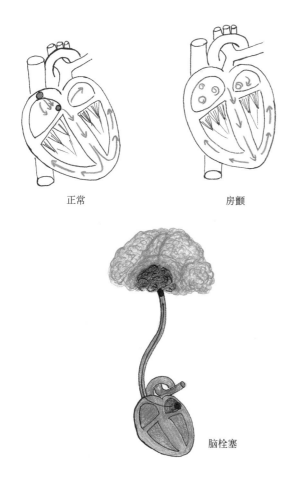

正常　　　　　　　　　房颤

脑栓塞

图 4-6　房颤与脑栓塞

　　心房内的血栓犹如一枚定时炸弹，随时可能顺着血流方向，从左心房流到左心室，再沿着主动脉栓塞至大脑或外周器官，其中最常见的栓塞部位是大脑的动脉血管，导致脑栓塞，它是脑卒中的一种类型。

有关数据统计，房颤患者发生脑卒中的风险约 5%，是无房颤者的 2～7 倍。发生与房颤相关的脑卒中者约占所有卒中者的 20%。因而，对于房颤患者来说，除了改善心慌等不适症状和控制心率之外，预防脑卒中是最为重要的关注点。必要时，须服用抗凝药物，以预防血栓事件的发生。

● 如何治疗房颤？

事件还原

　　金先生年过 60，在经营一家建材工厂。起初，金先生并未在意偶尔心慌的症状，自认为和过度劳累有关。在一次连夜加班后，心慌症状再次来袭，但迫于工作压力，他并没到医院看病。三天后，不仅症状不见好转，又伴随出现了严重的呼吸困难。

　　据金先生描述，当时心跳速度明显加快，自觉心律不齐，有时感觉心脏好像跳到了咽喉的位置，随之开始出现严重的呼吸困难，不敢快步行走，甚至不能平卧休息……最后，各种不适症状严重到让他无法忍受，遂到医院心脏科就诊。

　　医生为金先生检查了常规心电图和心脏超声，明确诊断为房颤、急性心力衰竭，他是由于短期快速的房颤导致的急性心脏功能衰竭。经过积极的抗心衰药物治疗后，金先生的心慌、气短症状明显缓解，但心脏功能衰竭的问题无法逆转，身体的活动耐力大不如前。

　　试想一下：如果金先生及早就诊，事先通过药物控制房颤，或许就不会发展到心力衰竭的阶段。可是，世上没有能够逆转乾坤的"后悔药"，故悔之晚矣。

　　那么，到底如何治疗房颤，又如何才能预防房颤的相关并发症呢？总结下来，主要有如下三个方面的内容。

（1）控制心率

房颤主要以心律不齐、时快时慢为特征，部分患者的心率会在活动或情绪激动后进一步加快，甚至达到 150 次／分以上。短期过快的心率可能会诱发心脏功能急剧减退，导致急性心力衰竭。长期紊乱的心律会导致心脏变大、结构变形，可能诱发心脏功能慢性衰竭，导致慢性心力衰竭，继而降低房颤者的活动耐力，影响生活质量，甚至缩短预期寿命。

多数房颤患者需要服用控制心率的药物。医生根据房颤患者的个体特征，处方不同类型的药物。比如，合并心力衰竭的快速房颤者优选洋地黄类药物；合并高血压和冠心病的快速房颤者优选 β 受体阻滞剂（如美托洛尔或比索洛尔等）。通过有效控制心率，不但能改善房颤者的不适症状，还能改善其临床预后，降低死亡率。

（2）维持正常的窦性心律

根据房颤发作的持续时间，可将其简单分为"阵发性房颤"和"持续性房颤"两大类。顾名思义，阵发性房颤指的是偶尔发作的房颤类型，持续不足 1 周时间，常与正常的窦性心律交替出现；而持续性房颤指的是发作的持续时间超过 1 周。

部分阵发性房颤发作之后，维持一段时间可自行转复为正常的窦性心律；部分则须要口服药物或静脉注射药物才能转复为正常的窦性心律。实际上，并非所有的阵发性房颤患者都能成功转复为正常的窦性心律，有的患者即便是成功转复，依然可能需要长期口服药物来维持正常的窦性心律。常用的转复及维持正常心律的药物有胺碘酮、普罗帕酮等。长期服用胺碘酮可能会诱发甲状腺功能异常、肺间质纤维化等不良反应。

多数房颤患者可从短时间发作或不常发作进展到较长时间发作和频繁发作。随着时间的推移，部分阵发性房颤患者将逐步发展为持续性房颤。然而，阵发性房颤的症状严重程度和对身体健康的长期影响并不亚于持续性房颤，同样需要重点关注。

（3）预防心房血栓及血栓栓塞

房颤时心跳极不规律，血液容易在心房内发生涡流现象，继而形成血栓，依附在心房内壁上。一般来讲，只要房颤持续发作的时间超过 48 小时，就可能会形成血栓。左心房内的左心耳是最常见的血栓附着部位。

血栓一旦脱落，会随着血流方向栓塞至大脑或外周器官（如肠系膜动脉等部位）。其中，有 90% 的概率会脱落至大脑的动脉血管，造成急性脑栓塞。因此，服用抗凝药物来预防心房内血栓是房颤管理策略的重中之重。然而，并非所有的房颤患者都需要服用抗凝药物来预防血栓形成。

总结下来，如下三大类人群需要服用抗凝药物：

① 房颤合并风湿性心脏病者[❶]；

② 人工瓣膜置换术后的房颤者；

③ 房颤合并肥厚型心肌病者。

除了以上三类人群之外，需根据"CHA_2DS_2-VASc 评分"的分值来判断房颤患者是否需要服用抗凝药物。"CHA_2DS_2-VASc 评分"共有 8 项指标，男性总分 ≥ 2 分、女性总分 ≥ 3 分，则考虑服用抗凝药物治疗，评分标准如下：

合并心力衰竭或心脏射血分数降低，记 1 分；

合并高血压，记 1 分；

年龄 ≥ 75 岁，记 2 分；

合并糖尿病，记 1 分；

既往有过脑卒中、短暂脑缺血发作或血栓栓塞病史，记 2 分；

合并外周血管疾病，如颈动脉粥样硬化性狭窄等，记 1 分；

年龄在 65~74 岁，记 1 分；

女性，记 1 分。

总而言之，基本上所有的房颤患者都需要从控制心率和预防血栓两个方面来综合管理病情。目前主流的抗凝药物有华法林、达比加群、利伐沙班等。然而，抗凝药物犹如一把双刃剑，在发挥对抗血栓的作用时可能会导致出血，包括皮下出血、胃肠道出血，甚至危及生命的脑出血。为了平衡获益和出血风险，医生会根据相关评分系统来评估，选择最适合患者的抗凝药物和治疗方案。

● **房颤患者需要服用阿司匹林吗？**

正如上文所述：长期房颤可能会诱发形成心房血栓，进而导致脑栓塞等

---

❶ 从病因的角度分析，可将房颤分为"瓣膜病房颤"和"非瓣膜病房颤"两种类型。其中，瓣膜病房颤者主要指有风湿性瓣膜病（主要是二尖瓣狭窄）或植入了人工机械瓣膜的房颤患者。瓣膜病房颤者的血栓形成风险较高，需要考虑积极口服药物进行抗凝治疗。下文中的根据"CHA_2DS_2-VASc 评分"系统来判断是否需要抗凝治疗的房颤人群指的是非瓣膜病房颤者。

严重并发症。人们所熟知的阿司匹林是临床上最为常用的抗血栓药物，按常理推论，房颤患者可通过服用阿司匹林来达到预防血栓的目的，事实果真如此吗？

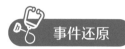

事件还原

　　付先生当年 66 岁，房颤病史 5 年，由于他自己没有感觉到明显的不适症状，平时就未服用任何药物来治疗房颤。后来，付先生患上了糖尿病，他听朋友说，糖尿病是血管健康的天敌，如果不及早服用"活血"药物，容易导致血栓，重症者会失语偏瘫、半身不遂。付先生在网络上检索了大量科普知识，证实阿司匹林有抗血栓的功效，尤其适合老年糖尿病患者，于是为自己"处方"了阿司匹林。

　　就如同墨菲定律所解释的那样，如果事情有变坏的可能，不管这种可能性有多小，它总会发生。最终不幸还是到来了，即便是坚持服用了近 1 年的阿司匹林，付先生还是患上了脑梗死。据付先生描述，当时他坐在客厅看电视，正要起身去卫生间时突然左侧肢体活动不灵，到医院后确诊为急性脑梗死。

　　心脏超声检查提示了导致脑梗死的元凶：左心耳附壁血栓。这正是由于长期房颤导致的心房附壁血栓，血栓脱落至大脑动脉血管，引发急性脑栓塞。付先生疑惑不解：为什么自己已经在服用阿司匹林了，还是会患上脑梗死呢？难道服用了假药？

　　不少百姓认为，抗血栓药物大同小异，作用机制相似，诸如阿司匹林、华法林之类的药物，只要任选其一即可。但事实并非如此，因为不同的抗血栓药物所针对的疾病是不同的。

　　阿司匹林通过阻断血小板聚集来发挥抗血栓作用，常用于动脉血栓性疾病，如冠心病、大脑及外周动脉粥样硬化性疾病等；华法林通过抑制凝血因子的功能来发挥抗血栓作用，常用于静脉血栓性疾病，如下肢深静脉血栓、心房及心室附壁血栓等。如果将两者混淆应用，不但达不到明显的抗血栓效果，还会增加不必要的出血风险。

回过头来分析付先生的案例，他企图通过服用阿司匹林来预防心房附壁血栓，实则作用甚微。不过，有如下两种情形时，可以考虑服用阿司匹林。

（1）"CHA_2DS_2-VASc 评分"男性为 1 分、女性为 2 分的房颤患者

在"如何治疗房颤？"一文中提及过这套评分系统。国内外的专业房颤指南提出，当男性的"CHA_2DS_2-VASc 评分"为 1 分、女性的该评分为 2 分时，可以选择口服华法林或阿司匹林，甚至不服用任何抗血栓药物，但总体倾向于优选华法林这类抗凝药物[❶]。

（2）合并冠心病者

急性心肌梗死或心脏支架植入术后，不但需要服用阿司匹林，同时还可能需联合服用华法林，并根据病情（如发病急缓、支架类型、出血风险等）制定不同阶段的抗血栓治疗方案。

《师说》有云："闻道有先后，术业有专攻。"药物亦是如此，各种抗血栓药物所针对的疾病是不同的。对于房颤患者来说，防治心房血栓及血栓栓塞的首选药物依然是华法林之类的抗凝药物，而非阿司匹林。

● **哪些是房颤患者常用的抗凝药物？**

在前文内容中，多次强调了华法林在防治房颤导致的血栓性并发症中的意义。如今，华法林已然成为了广泛应用的抗凝药物，且具备卓越的抗凝效果，价格低廉。但有一个突出的缺点，用药"安全窗"窄。换言之，剂量少了，抗凝效果不充分；剂量多了，则容易导致出血。而且，华法林的用量因人而异，有的人每日服 1 片即可，而有的人每日则需要服 2~3 片。

如何判断华法林的最佳服用剂量是关键所在。1983 年，世界卫生组织建议通过抽血化验"国际标准化比值"（简称 INR）来监测抗凝治疗的安全性。经过一系列大规模的临床研究结果证实，将 INR 控制在 2~3 能最大限度地平衡抗凝效果和出血风险，也就是说在保证最佳抗血栓效果的前提下，将发生出血的概率降到最低。这也是患者在服用华法林初期要频繁抽血化验的原因所在。

---

❶ 当"CHA_2DS_2-VASc 评分"的分值男性 ≥2 分、女性 ≥3 分时，应积极考虑口服抗凝药物，首选药物为华法林等；当"CHA_2DS_2-VASc 评分"的分值 =0 分时，则不建议使用任何抗血栓药物。

此外，华法林还有一个不容忽视的问题，部分食物和药物会影响华法林的抗凝功效。其机制不难理解，华法林通过拮抗维生素 K 的作用发挥抗凝血作用，而维生素 K 恰恰是众多食材中所含的营养元素。如果多吃富含维生素 K 的食物，如菠菜、猪肝、胡萝卜等，会减弱华法林的药效；而某些能影响维生素 K 吸收的药物，如头孢哌酮、红霉素等，则会增强华法林的药效。

毋庸置疑，华法林是抗凝药物的经典代表，但其存在明显的劣势也是客观事实。那么，到底有没有一种新型的抗凝药物，既可免除经常抽血化验的烦恼，又不必担心饮食中维生素 K 的影响呢？

答案是肯定的。医学家们一直在研发新型抗凝药物来补充甚至替代华法林的作用，利伐沙班、达比加群等药物应运而生。类似于华法林，利伐沙班和达比加群也是通过抑制凝血因子来达到抗凝功效的，但可免去频繁抽血化验的烦恼。也就是说，如果房颤患者在服药前的凝血功能正常，那么服药后就不必频繁抽血化验 INR。

正所谓金无足赤，新型抗凝药物也有不足之处，其中，昂贵的价格就是限制其应用的因素之一。以利伐沙班为例，该药服用 1 个月的费用约 1000 元，对多数长期服药者来说，这是一笔不小的开销。不过，人工机械瓣膜置换术后患者、风湿性心脏病所致的房颤患者等，依然首选华法林进行抗凝治疗；其他类型的房颤患者可考虑选用新型抗凝药物治疗。

现如今，经典的华法林和新型的抗凝药物两者互为补充，为患者增加了可供选择的新方案。但要提醒读者的是，任何一种抗凝药物都会一定程度地增加出血的风险，包括皮下出血、胃肠道出血等。因此，不管服用何种抗凝药物，都需要医生详细评估出血风险，为患者制定一套个体化的抗凝治疗方案。

● **什么是左心耳封堵术？**

任何一名房颤患者都要通过"CHA_2DS_2-VASc 评分"的分值来评价是否需要进行抗凝治疗，并根据患者服药的依从性、出血风险等方面的情况，选择华法林、达比加群、利伐沙班等抗凝药物，其主要目的是预防发生心房内血栓及脑栓塞。然而，少数情况中，药物抗血栓的效能是有限的，甚至无效。正如下面朱先生的案例。

朱先生的房颤病史 3 年有余，"CHA$_2$DS$_2$-VASc 评分"的分值为 4 分，符合抗凝药物的应用指标。至于选择抗凝药物的问题，朱先生一直踌躇不定：华法林价格低，但必须定期监测 INR 值；利伐沙班无须频繁监测，但价格昂贵。最终由于经济因素，朱先生选择了华法林。

朱先生根据医生的建议，定期抽血化验 INR，可化验结果却一直不尽如人意，时高时低。为此，医生反复调整华法林的剂量，朱先生也不得不多次往返医院抽血化验 INR。无奈之下，朱先生换用利伐沙班，免除了频繁抽血的烦恼。即便如此，短短半年之后，还是发生了让他猝不及防的新状况：心脏超声结果提示心房血栓影。

朱先生在服用抗凝药物期间发生了心房血栓问题，而且用的是昂贵的新型抗凝药物。朱先生为此一筹莫展，到底应该怎么办？

医生为朱先生进行了一项新兴的微创手术——左心耳封堵术，并在术后 3 个月停用了抗凝药物，此后朱先生再也没有发生过心房血栓的问题[1]。

左心耳是左心房的一部分，形成于胚胎发育的第 4 周，形似耳状小囊。与左心房不同，左心耳内有丰富的梳状肌及肌小梁，表面不光滑，血流在此处易产生漩涡，且使流速减慢。有数据统计，约 90% 的房颤血栓源自左心耳[2]。试想一下，如果通过手术把左心耳切除或填塞封堵，是否就能预防血栓事件的发生呢？

为此，心外科和心内科医生都进行了不断的努力和探索。心外科医生尝试通过外科手术方式切除、缝合、结扎、夹闭左心耳；而心内科医生尝试通过微创手术的方法，用一种特制的封堵器将左心耳封堵，如同用一只塞子将左心耳填满——这就是左心耳封堵术的基本原理（见图 4-7）。

---

[1] 多数情况下，房颤患者在左心耳封堵术后仍要服用 1~3 个月的抗凝药物。

[2] 此处的房颤类型指的是非瓣膜病房颤。

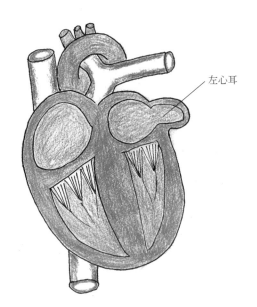

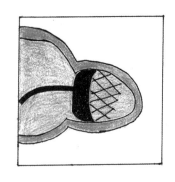

左心耳

图 4-7 左心耳封堵术

左心耳封堵术多在全麻下操作，手术过程类似于冠状动脉介入手术：先穿刺股静脉建立手术通路，再介入导管，沿着股静脉、下腔静脉，抵达右心房，最后经房间隔穿刺至左心房的左心耳处。

封堵器的主流材质为镍钛合金，外观形似水母，表面附有聚酯纤维膜。手术通路搭建完毕后，医生沿着导管将封堵器送至左心耳，通过封堵器上形似倒钩的"爪子"使其固定在左心耳壁上，将左心耳填满。如此一来，左心房的血液便无法进入左心耳，达到预防该处形成血栓的目的。

左心耳封堵术的手术风险较低，总体不良事件的发生率约 2.3%，死亡率约 1%。有专家将其誉为"不开刀、创伤小、住院短"的黑科技。然而，部分学者依然对封堵器的作用持有怀疑态度。虽然左心耳封堵术是一种微创手术，但仍然可能发生相关并发症，包括封堵器血栓、心包填塞、围术期栓塞、封堵器脱落、残余漏等。其中，封堵器相关血栓的发生率约 2%~17.6%，这是封堵术后可能发生栓塞事件的重要原因。

适合的，才是最好的。任何一项技术或手术，都有各自的适应证或禁忌证。目前来看，左心耳封堵术主要适用于三大类人群：一是那些需要长期口服抗凝药物，但又无法接受或不愿意接受长期口服抗凝药物的房颤患者；二是出血风险较高，且服用抗凝药物容易出血者；三是已经服用抗凝药物（尤其是口服华法林后抽血化验 INR 已达标）却依然发生左心耳血栓或脑卒中者[1]。

3. 多余的线路——室上性心动过速（室上速）

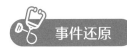
事件还原

　　小欣是一名英语教师，大学毕业后在一所高中任教。曾有一段时间，小欣频繁出现心慌、心悸的不适症状。她向学校申请病假时，校长误认为小欣在借故休假。这怪不得校长存疑，小欣平素身体健康、体能充沛，兼任学校女子排球队的主攻手，正值盛年，怎么可能患上心脏病？

　　校长在家和妻子闲聊小欣所描述的病症：每次不舒服时，心跳会突然加速，伴随着严重的心慌症状，心脏好像要从嗓子眼"跳"出去一样；有时几分钟就好了，有时却会持续数小时，症状发作毫无征兆和规律可言；心跳恢复正常后，不适症状全部消失，连剧烈运动都没有问题。校长很疑惑："小姑娘年纪轻轻的，怎么会得心脏病呢？"……可恰巧校长的妻子是一所三甲医院的心脏科医生，敏锐的职业判断力告诉她，小欣可能并未撒谎，并建议校长转告小欣来医院看病。检查发现，小欣确实患上了一种常见的心律失常——阵发性室上性心动过速。

　　阵发性室上性心动过速，简称"室上速"，包括多种快速心律失常，如心房颤动、房性心动过速、交界性心动过速等，但通常特指存在折返机制的室上速类型。

　　心脏电传导系统内多了一条传导线路，这是形成室上速的必要前提。这条线路或存在于房室结内，或存在于心房和心室之间。所形成的室上速类型分别为：阵发性房室结折返性心动过速、阵发性房室折返性心动过速（见图 4-8）。在发作期，电信号在正常传导线路与这条多余的线路中反复折返、快速传导，导致心脏兴奋，产生极快的心率，每分钟高达 150～250 次。

---

[1]　多数未服药的健康者抽血化验的 INR 数值约为 1。患者在服用抗凝药物之后，INR 的数值会随之增高，且剂量越大，数值越高，INR 的目标参考值是 2～3。

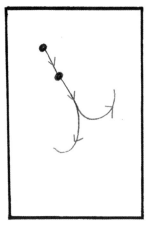 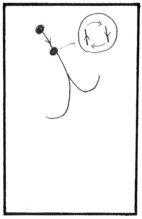 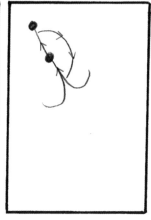

（a）正常　　　　　　　　（b）房室结折返　　　　　　（c）房室折返

图 4-8　心脏电传导线路图

室上速常见于健康者，包括年轻人群。每次发作时常无确切的诱发因素，呈突发突止的特点，持续时间长短各异。一般情况下，不会对健康者的身体造成严重的不良影响，但可能会加重心脏病患者的病情，甚至诱发心绞痛及急性心力衰竭。

治疗室上速主要有三种常用的方法，即药物、电复律、射频消融术：

① 常用的药物有腺苷、维拉帕米、普罗帕酮等；

② 如果室上速发作时伴有严重的低血压、心绞痛和心力衰竭，应第一时间给予直流电复律（为尽量减少电击时发生的不适感，可以使用短效镇静类药物，如咪达唑仑等）；

③ 导管射频消融术能根治大多数折返性室上速，尤其适合症状反复发作者。

在室上速发作期，患者可以掌握一些小窍门，有时能辅助终止室上速发作：

① Valsalva 动作，即用力深吸气后屏住呼气，再用力呼气；

② 刺激咽喉诱发呕吐，可用筷子或牙刷反复刺激咽喉处诱发反射性呕吐；

③ 将面部浸入到冰水盆中❶。

细读上文，不难总结：对于室上速来说，主要难在诊断而非治疗，大多数患者可以通过服用药物而转复为正常心律；对于反复发作室上速的患者来说，微创的射频消融术是首选方案。正如文中故事的主人公小欣，起初并不知道自

---

❶ 上述方法主要通过刺激并兴奋迷走神经来发挥终止心律失常的作用，多适用于平素身体健康、有多次发作经历的人群。不建议所有发作的人或疑似室上速的人刻意模仿。另外，还有人推荐通过压迫眼球或颈动脉窦的方法终止室上速发作，这可能有一定的风险性，甚至诱发晕厥，故不建议效仿。

己心慌是源于室上速，如果能提前了解上述知识，便不难做出初步判断。各位读者也可以通过"如何诊断心律失常？"一文中提及的方法协助医生诊断，尤其是佩戴智能手环和自测心律。一经明确诊断，要及时采取合理的方案对症处理。最终，小欣根据医生的建议，选择了射频消融术。术后，室上速再未发作。

● 抄近路了——预激综合征（室上速的一种）

大多数健康者的心脏电传导系统只有一条固定通路：窦房结是总司令部，负责发布电信号，之后电信号沿着传导通路，从心房经房室结抵达心室，兴奋整个心脏，完成一个心动周期。

但少数人的电传导系统多了一条通路，连接于心房和心室之间，称为"房室旁路"。由窦房结发布的电信号可以沿着房室结和房室旁路同时向心室方向传达，只不过房室旁路的速度略快，继而出现了异常的心电图表现，这就是"心室预激"（见图 4-9 和图 4-10）。

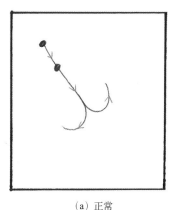 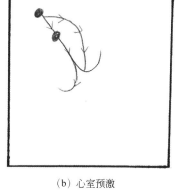

（a）正常　　　　　　　　　（b）心室预激

图 4-9　正常电传导与心室预激者的电传导线路图

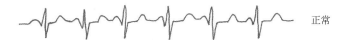

正常

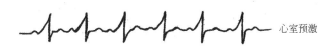

心室预激

图 4-10　正常心电图与心室预激者的心电图

如果电信号在房室旁路和房室结之间呈"顺时针"或"逆时针"快速折返传导、兴奋心脏，会产生快速的心率，这就是上文所提及的"阵发性房室折返性心动过速"。预激综合征指的是心电图呈"心室预激"的表现，并可能伴有心动过速的临床综合征。

据统计，预激综合征的总体发病率约 1.5‰，多见于健康者。约半数预激综合征者无心动过速的症状，甚至在体检检查心电图时才发现，更有甚者心电图也是正常的。具备"心室预激"心电图表现的人群中，只有 1.8% 会发生心动过速，且约 80% 的心动过速是阵发性房室折返性心动过速，约 20% 的心动过速表现为心房颤动或心房扑动。

对多数健康者来说，房室折返性心动过速在发作期间会引发明显的心慌、心悸等症状，一般对身体不会造成严重的不良影响。但对于已患心脏病的人来说，当伴发心动过速时，尤其是预激综合征伴发房颤，则可能会进一步加重病情，诱发心绞痛及心力衰竭，甚至导致心脏骤停。

在治疗方面，通过服用药物大多能有效地控制心动过速发作，但洋地黄类药物（如地高辛、西地兰等）禁用于预激综合征伴房颤者，因其易引发室颤、心脏骤停；对于只有"心室预激"的心电图表现而无心动过速者，可密切观察，不必过多担心；如果预激综合征者反复出现心动过速，可考虑进行射频消融术治疗，大多数患者能得到根治。

● 治疗室上速的方法——导管射频消融术

窦房结是调控整个心脏传导的司令部。正常情况下，虽然其他传导位点和心肌细胞也有发布电信号的能力，但都统一听从窦房结的指令，按部就班地接收和传导电信号，完成一次又一次的心动周期，周而复始。

然而，一些特定的因素会致使心脏传导系统的其他位点和心肌细胞的兴奋性增强，脱离窦房结的管控，直接兴奋心脏，一旦心脏的兴奋性持续增强，则会诱发心动过速，这是快速性心律失常产生的主要机制之一；另外，如果心脏传导系统出现"多余"的通路，可与原有的传导通路形成折返传导，从而快速兴奋心脏，正如上文所述的预激综合征，这也是快速性心律失常产生的主要机制之一。

不言而喻，如能有效抑制其他心脏起搏位点的兴奋性，或者阻断"多余"

的传导通路，就能解决大多数的快速性心律失常。

　　首先想到的方法便是各种药物，它们能有效发挥抗心律失常的作用，包括β受体阻滞剂、普罗帕酮、胺碘酮等。然而，药物的效能是有限的，有时无法控制异常兴奋的起搏位点，从而无法阻止心律失常；再者，药物虽然能抑制"多余"通路的传导功能，但无法将其完全阻断，因此，折返性快速心律失常依旧可能随时发作。

　　那么，还有什么办法能阻断"多余"的传导通路，或者完全抑制其他心脏起搏位点的兴奋性呢？

　　答案是导管射频消融术。该方法自1991年在我国应用后，已为成千上万的心律失常者带来了新希望。

　　导管射频消融术是一种微创手术，准备过程类似于冠状动脉介入手术。先穿刺股静脉或动脉，植入外鞘管（冠状动脉介入术是穿刺桡动脉或股动脉），建立手术通路；再经搭建完毕的手术通路，将射频导管送至心脏，通过特殊的电生理技术找到异常兴奋的起搏位点或"多余"的传导通路；之后射频消融仪器通过导管头端的电极释放射频电能，作用于心肌组织产生电磁热，使局部组织的温度升高（46～90℃），导致心肌细胞脱水、变性、坏死，破坏掉异常的传导路径或兴奋起搏位点，达到治疗心动过速的目的（见图4-11）。

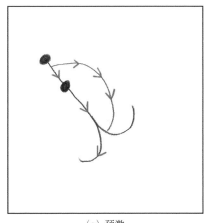
（a）预激

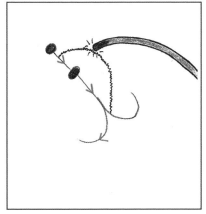
（b）射频

图4-11　导管射频消融术

导管射频消融术是治疗折返性心动过速最有效的办法，包括阵发性房室结折返性心动过速、阵发性房室折返性心动过速，总体治愈率在 98% 以上。另外，导管射频消融术还可用于治疗频发室性早搏、房颤、房扑等类型的快速心律失常。但遗憾的是，治疗房颤的总体成功率并不高，且常有复发的可能性。

导管射频消融术的术前和术后的相关注意事项：

① 导管射频消融术必须住院进行，住院一般不超过一周时间；

② 术前要完善一系列的辅助检查（如血液化验、心脏超声等），尤其是房颤患者，其心脏结构的变化程度是决定手术成功率的主要影响因素之一；

③ 如非必要，术前清晨不必空腹，建议摄入清淡、易消化的食物；

④ 手术在局麻下进行，手术过程中患者保持清醒状态，可与医生随时交流；

⑤ 术后多需卧床 6 小时左右，床旁心电监护一般要到次日清晨，部分患者可能要延长监护时间；

⑥ 房颤及房扑患者术后多需服用一段时间的抗凝药物，如华法林、达比加群、利伐沙班等，具体疗程需根据病情而定；

⑦ 如术后再次发作与术前类似的不适症状，建议及时就诊；

⑧ 建议术后佩戴智能手环或手表，辅助监测心率。

4. 堵车了——心脏传导阻滞

当电信号从窦房结发出后，会沿着固定的通路向前传导，直至兴奋整个心脏。电信号在不同节段的传导速度是不同的，比如自窦房结到房室结需要约 40 毫秒，经过房室结则需要约 110 毫秒的时间，这是由传导系统各位点的特性所决定的。如同汽车行驶在不同路段，在柏油路上的速度最快，砂石路次之，沙漠中最慢。

然而，某些生理或病理的因素可导致电信号在传导通路中的传导速度减慢，甚至中断，这种现象称为传导阻滞。传导速度减慢或中断的位点可为传导系统的任何一个节段：如发生在窦房结和心房之间，称为窦房传导阻滞；如发生在心房和心室之间，称为房室传导阻滞；如发生在心室内，称为室内传导阻滞，又可将其大致分为右束支传导阻滞和左束支传导阻滞。

根据阻滞的严重程度，分为三度。一度指的是传导速度减慢，但仍可以向前传导；二度指的是传导速度减慢的同时，部分电信号传导中断；三度指的是电信号传导完全中断。一般来说，程度越高，病情越严重。

下面为读者重点介绍几种最常见的阻滞类型，包括房室传导阻滞、右束支传导阻滞和左束支传导阻滞。

（1）房室传导阻滞

一度房室传导阻滞可见于健康人，尤其是运动员，多与迷走神经张力增高有关，常发生于夜间。此外，多种类型的心脏病都可能会导致一度房室传导阻滞，但一般不会引发不适症状。

二度房室传导阻滞亦可见于健康者，常发生于夜间，但更多见于心脏病患者，如急性心肌梗死、心肌炎、心力衰竭等。二度房室传导阻滞可无任何不适的症状，亦可能出现心慌、心悸等症状，还可能出现心律不齐、心脏漏跳的现象。

如发生二度房室传导阻滞，务必密切监测心律变化，部分患者可能会进展为三度房室传导阻滞，引发严重心动过缓的症状，甚至要安装心脏起搏器。随着冠心病发病率的不断增加，二度房室传导阻滞更多见于急性心肌梗死患者，尤其是下壁或右室心肌梗死者。如果心肌缺血在短时间内恢复，无须特殊治疗，多数二度房室传导阻滞的情况亦会随之消失。

三度房室传导阻滞多见于心脏病患者。其症状取决于心率快慢，但多数患者的心率不会超过 60 次 / 分。如果心率在 50～60 次 / 分，患者可能不会出现明显的不适症状；但如果心率低于 50 次 / 分，患者可能有明显的心慌、乏力、头晕的症状，甚至诱发晕厥。

如同二度房室传导阻滞，三度房室传导阻滞亦多见于急性心肌梗死患者，一般在心肌缺血改善之后，多数会自行恢复。如果心率过慢，可以植入临时性心脏起搏器，待心律恢复正常后撤除即可。多数持续的三度房室传导阻滞患者需要安装永久性心脏起搏器，辅助维持一定频率的心跳，以防心率过慢或停跳而导致严重不良事件的发生。

（2）右束支传导阻滞

心室内的传导系统主要包括右束支和左束支，如果电信号在右束支发生传导阻滞，则可能会发生完全性或不完全性的右束支传导阻滞。顾名思义，如果电信号完全中断，则为完全性右束支传导阻滞；如果电信号部分中断，则为不完全性右束支传导阻滞。

完全性右束支传导阻滞多见于高血压、冠心病、心肌病等心脏病患者，亦可见于健康者。因此，当发生右束支传导阻滞时，要先排除各种可能的病因，如果一切无异，则不必过多担心，定期复查心电图即可。

（3）左束支传导阻滞

和右束支传导阻滞一样，如果电信号传导阻滞发生在左束支，则可能会发生完全性或不完全性的左束支传导阻滞。但与完全性右束支传导阻滞不同的是，完全性左束支传导阻滞更多见于心脏病患者，包括急性心肌梗死、心力衰竭、心肌病等的患者，鲜见于健康者。因此，如果出现完全性左束支传导阻滞，务必完善相关检查，排查是否已患上发病隐匿的心脏病。

总而言之，对于任何一种传导阻滞类型，皆应密切动态观察心律变化；如果出现心慌、心悸、心脏漏跳等情况，建议第一时间做常规心电图检查，多数患者还要进一步完善 24 小时动态心电图检查。

在检查期间，一旦不适症状发作，务必记录对应的时间和时长，以判断症状和心律失常之间的关系。建议所有发生过传导阻滞的人群，常规佩戴能监测心率的智能手环或手表，以便于长期监测心律变化。

● 什么是心脏起搏器？

心律失常有快慢之分，应对策略也大不相同。对于心动过速而言，需要通过口服药物或静脉给药将其压制；心动过缓就另当别论了，严重者可能要静脉滴注阿托品、异丙基肾上腺素等来提升心率，常规口服药物则难以胜任。试想一下，如果长期心动过缓，总不能让患者日夜与"静脉点滴"为伴吧，这也并不现实。那么，用什么方法才能完美解决严重心动过缓的问题呢？

正如前文所述，电传导系统负责为心脏"供电"，这是心脏维持正常功能的前提条件。心率变慢不外乎两大主要因素：要么是负责发布电信号的司令部窦房结的功能衰退；要么是电信号在传导途中受阻，发生传导阻滞，如三度房室传导阻滞。

既然如此，如果能通过外界刺激或诱发形成电信号，重新让心脏被动地按照固定频率收缩和舒张，那么是否可以解决心动过缓的问题呢？医学家们脑洞大开，心脏起搏器也应运而生。

心脏起搏器是一种电子起搏装置，多被埋置于皮下组织，通过导线与心肌相连（见图 4-12）。起搏器按照预先设置的频率向心脏发送电信号，刺激心脏，并使之收缩，最终完成心脏射血工作。

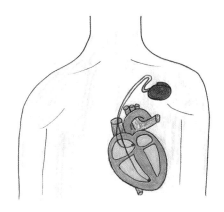

图 4-12　心脏起搏器

根据心律失常的类型，可选择不同类型的心脏起搏器，比如单腔起搏器、双腔起搏器等。起搏器由内置的电池供电，一般可持续使用 10 年之久。电量耗尽后更换起搏器主机即可，一般无须更换导线。

心脏起搏器多选择在左锁骨下部的皮下埋置，手术以局部麻醉的方式进行。在左侧锁骨下横切一个数厘米的小口子，将起搏器植入皮下即可。起搏器上连接有一根导线，导线的另一头被安置在心房或心室肌内，负责接收来自起搏器的电信号。

心脏起搏器应用于临床的 60 余年来，随着相关技术的不断进步，心脏起搏器已从单一的以电信号激动心脏的工作模式，逐步发展成为结合识别、预防以及治疗缓慢性或快速性心律失常的多功能植入性器械。比如，三腔心脏起搏器已作为治疗严重心力衰竭的方式之一，用来协调心脏的收缩和舒张功能，改善患者的生活质量。

如下，为读者介绍安装心脏起搏器后的相关注意事项：

① 术后应平卧休息 6～8 小时，待取下压迫沙袋后可半卧位休息，一般术后次日可正常活动；

② 如果手术切口处有液体流出，或局部皮肤出现红肿伴明显压痛，请立即就诊，警惕切口及起搏器周围感染；

③ 术后 1~3 月内，不要大幅度活动左上肢，避免起搏器的电极脱位；

④ 安装心脏起搏器后，乘坐飞机外出时请随身携带起搏器植入卡，以备安检；

⑤ 建议定期复查，常规进行起搏器程控（一般在术后 1~2 周进行首次程控，病情稳定后每半年或 1 年程控一次），监测起搏器功能；

⑥ 不建议安装起搏器的患者进行核磁检查，生活中尽量远离高磁场区域，如高压设备、大型发电厂等（现今，有部分起搏器是可以兼容核磁的）。

5. 发动机突然熄火——心源性猝死

所谓心源性猝死，指的是在急性症状发作后的 1 小时内出现以意识突然丧失为特征、由心脏病引发的突然死亡。其死亡时间和性质不可预料，甚至连患者有无心脏病史都不得而知。

有数据统计：在美国，每年约累积发生 300 万例心源性猝死；在我国，每年约有 54.4 万人发生心源性猝死。如今，网络媒体资讯发达，关于心源性猝死案例的报道屡见不鲜，不少知名人士亦命丧于此病。

为什么患者会在病发后的短短数分钟内死亡呢？追本溯源，导致心源性猝死的最主要原因是心脏骤停。而心脏骤停主要源自恶性心律失常，包括心室颤动和室性心动过速❶，如下分别简称为室颤和室速。

在正常情况下，心室肌细胞不能随意发布电信号，只能接收由窦房结传达的电信号，继而产生"收缩－舒张"的效应。在一些特定因素下，如急性心肌梗死、缺氧、严重心肌病等，心室肌细胞会变得异常兴奋，甚至脱离电传导系统的支配，擅自发布电信号。这些异常电信号的传导速度极快，毫无规律可言，心室肌便无法维持正常的收缩和舒张功能，继而发生心脏停搏。

心脏停搏后 5~10 秒钟，患者会发生晕厥、意识丧失的现象。如果患者在意识丧失后的 1 分钟内开始被抢救，成功率可达 80%~90%，抢救每延迟 1 分钟，患者的生存率将下降 10%；延迟 4 分钟时成功率约下降至 50%；延迟 10 分钟后的成功率几乎为 0。而且，心脏骤停超过 4 分钟后，患者的脑细胞就会受到不可逆的伤害，即便抢救成功，神经系统的功能也多会受到永久性的损伤。所谓心源性猝死"黄金救治 4 分钟"的理念正是基于上述数据而提出的。救治心源性猝死的患者时，要牢记"时间就是心肌，时间就是生命"，启

---

❶ 室性心动过速有多种类型，多见于心脏病患者，偶可见于健康者。

动抢救的时间越早越好。

心脏科医生虽然拥有一身治病救人的本领，但并不是所有的心源性猝死事件都发生在医院内，使患者可以得到及时抢救。在院外发生心源性猝死事件时，正是因为心脏骤停早期未施行有效的心脏抢救技术——心肺复苏术，包括使用自动体外除颤器（AED），使得很多患者丧失了生命。

目前，国内外相关部门都在积极开展全民学习心肺复苏术及 AED 使用技术，这是利国利民的大事。在后面的文章中，将为大家详细解读如何有效地进行心肺复苏术，以及如何正确使用 AED 设备。

● 什么疾病可能导致心源性猝死?

正如上文所述，导致心源性猝死的根本原因是各种心脏疾病引发了心脏骤停。但是，每种心脏病诱发心源性猝死的概率是不同的，且在不同年龄、性别的群体当中，导致猝死的心脏病类型也有所差异。

有数据统计，全球每年约发生 1700 万例心血管病相关死亡事件，其中，心源性猝死约占 25%，男性心源性猝死的发生率约是女性的 5 倍。

在心源性猝死的案例中，约 80% 是由冠心病及相关并发症引起的，这些患者中约 75% 有心肌梗死病史，尤其是急性心肌梗死。随着人们生活方式和生活环境的改变，急性心肌梗死逐渐成为中青年男性猝死的常见原因。

由各种类型心肌病引发的心源性猝死约占心源性猝死总数的 5%～15%，这也是年轻人猝死的主要原因之一。其中，肥厚型心肌病是年轻人发生运动相关猝死的主要致病因素。在以往的马拉松比赛中，屡见年轻运动员猝死的报道，这或许与肥厚型心肌病有关。

另外，离子通道病也是诱发心源性猝死的病因之一。当然，较之急性心肌梗死和肥厚型心肌病，离子通道病相关猝死的发病率较低，毕竟这类疾病也较为少见。

如果心源性猝死事件发生在医院内，抢救成功率还略高；但如果发生在院外，结局就不容乐观了。有数据统计，院外发生心源性猝死的总体生存率＜5%，也就是说，大概每 20 个人中只有 1 个人能有幸生还。

提高心源性猝死患者生存率的方法主要有两个：一是全民开展学习心肺复苏抢救术；二是早期识别并采取有效措施来预防发生心源性猝死事件。

如下为读者介绍一些日常生活中的注意事项，尽可能地帮助大家预防发生心源性猝死事件。

（1）警惕心肌缺血的相关症状

比如反复出现心前区或胸骨后烧灼样疼痛，每次发作数分钟可缓解，含服硝酸甘油能有效缓解；或者上述症状突然加重，伴大汗淋漓，并持续不缓解，此时需要警惕急性心肌梗死。

（2）忌擅自用药

一旦突发胸痛或严重的心脏不适症状，切忌擅自服用硝酸甘油、阿司匹林等药物。这类药物不但不能降低恶性心律失常的发生率，若滥用、错用还可能会加重病情。此时最直接有效的解决方法是用最快的速度到医院急诊科就诊。

（3）定期体检

建议成年人每年进行一次常规体检，尤其是 45 岁以上的男性和 55 岁以上的女性。有冠心病家族史，合并高血压、糖尿病、高血脂、吸烟、肥胖的人群更建议定期检查。

（4）遵医嘱

如已明确诊断为冠心病，不管有无症状，都应按照医嘱认真服药，一线的推荐药物是 β 受体阻滞剂（代表药物有美托洛尔、比索洛尔）。除了有禁忌证或不耐受等不良反应的人群，基本上所有的冠心病患者都需要服用这类药物，因其能有效降低恶性心律失常的发病率，并改善临床预后。

（5）特殊人群常规检查心脏超声

从事专业体育运动的年轻人群要常规检查心脏超声；非专业运动员在进行马拉松长跑或长期耐力训练前也要常规检查心脏超声；有心脏病猝死家族史的人群，不管年龄大小，都应常规筛查心脏超声。该检查能提供比常规心电图更重要的诊断信息，尤其是筛查肥厚型心肌病。

● 如何进行心肺复苏术？

如何正确并快速地掌握心肺复苏术的秘诀呢？其实，并不复杂，主要分为三个步骤。

第一步，建议非专业施救者在最短的时间内（10 秒内）确认患者的呼吸和脉搏情况。如果确认心脏骤停，应立即呼叫 120，并开始心肺复苏抢救。同时，请求在场人员进行协助，以最快速度获取到自动体外除颤器（AED）。

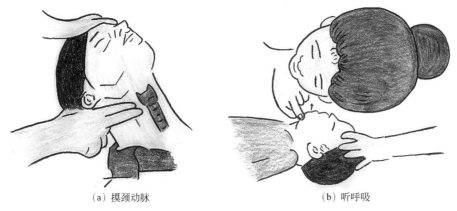

（a）摸颈动脉	（b）听呼吸

图 4-13　心肺复苏之确认呼吸和脉搏

如果非专业施救者无法直接判断患者是否已经心脏骤停，可通过呼吸判断抢救时机。如果患者无自主呼吸，应立即开始心肺复苏抢救（见图 4-13）。

第二步，正式抢救过程按照"C-A-B"的顺序进行。

C：胸外按压（Compressions）

A：开放气道（Airway）

B：人工呼吸（Breathing）

C：胸外按压

心脏骤停意味着心脏停止对大脑及其他器官供血，如不能在短时间内恢复心跳，患者在数秒内即可发生黑矇甚至晕厥的情况。胸外按压的目的便是通过外力按压胸廓，增加胸廓内的压力，以压迫停止自主跳动的心脏，使之产生血流，从而为大脑及身体的重要脏器供血。

首先，要选取正确的按压点。即胸骨中下 1/3 处，约在两乳头与身体正中线的交点处（见图 4-14）。

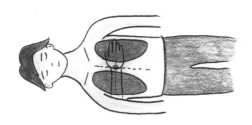

图 4-14　心肺复苏之胸外按压位置

而后，施救者双手叠放，用掌根垂直下压此处，肘部不要弯曲，进行持续胸外按压。下压和抬举的时间基本相等，按压速度要求每分钟100～120次，按压深度为5～6cm。对老年人进行心肺复苏抢救时，可能会造成胸骨骨折，但不能因为担心骨折而放弃足够的按压深度。

在按压时，施救者的身体不能靠在患者胸上，要保证患者的胸廓能够充分回弹。如同给自行车充气时，一定要将气压杆完全提高到顶端再继续充气才行（见图4-15）。

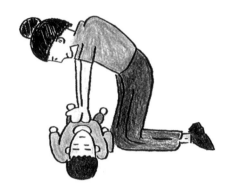

图4-15　心肺复苏之胸外按压

A：开放气道

连续按压30次后，准备进行人工呼吸。要确定患者没有假牙，口腔内没有异物，保证呼吸道通畅。施救者用右手上抬患者的下巴，左手下压患者的额头，使其头部向后仰，让口腔和耳朵的连线垂直于地面，这样能最大限度地保证呼吸道畅通（见图4-16）。

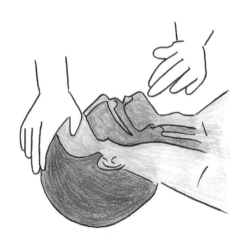

图4-16　心肺复苏之仰头抬额法

B：人工呼吸

人工呼吸时，施救者用左手捏住患者鼻腔，打开患者口腔，双唇包住患者的嘴巴，用力呼气使患者的胸廓充分扩张，待胸廓回弹后再次吹气，每次吹气的时间约为 1 秒钟。

每进行 30 次胸外按压后，进行 2 次人工呼吸。如果是双人施救，一人负责按压，一人负责人工呼吸，也是按 30∶2 的比例进行。在"按压 + 呼吸"5个循环后，两人更换角色，但交换尽量在 5 秒钟之内完成。

对于非专业施救者来说，需要连续进行"C-A-B"，直到获得自动体外除颤器（AED），或有经验的专业施救者到场参与抢救。

第三步，使用 AED（具体方法见下文内容）。

人只有一次生命，但在心脏骤停面前，生命显得渺小至极。提高医院外发生心源性猝死抢救成功率最有效的方法就是心肺复苏术，其意义是在最短的时间内通过外力让心脏保持一定的血液搏出量，以保证大脑及重要脏器的供血。目前，我国相关部门正在普及心肺复苏教育，包括如何使用 AED 等，建议大家人人学而会之，在关键时候，或许真能救人一命。

● 如何使用 AED？

心脏像"泵"一样，通过"收缩 - 舒张"将血液经大动脉血管泵至全身各处器官，其动力之源便是心脏的电传导系统。在窦房结的带领下，规律的电信号在心肌中传递，为心脏提供源源不断的动力。如果发生心室颤动，窦房结失去了控制能力，便会使心室肌细胞异常兴奋，从而产生杂乱的电信号，但这根本无法维持心脏的正常跳动，反而会使心脏处于停止泵血的状态。

治疗心室颤动最直接而有效的方法是电击除颤。心室颤动时，心脏如同电脑死机一样，停止工作，终止供血；电击除颤则像重启电脑一样，让整个心脏的细胞重新恢复规律的电活动，恢复供血，满足组织器官的血流灌注。

电击除颤每耽搁 1 分钟，生存率就降低 10%。换句话说，如果不能在 3 分钟内进行电击除颤，患者的生存机会就只剩 70%；5 分钟后就会降低至 50%；10 分钟后，则只有 10% 的生存机会了。

"时间就是心肌，时间就是生命。"短短数分钟，成为决定生死的关键。所以，应该在第一时间进行有效的电击除颤。在医院里有心脏除颤器，在院外的公共场所，AED 便是拯救猝死的法宝。

AED 是自动体外除颤器的简称，由计算机程序控制，能自动分析患者的心律，如需电击，它便会发出语音指令，提示施救者及时采取电击复律。AED 的操作并不复杂，经专业人员培训后，普通人即可熟练掌握，主要分为六个步骤：

① 将患者置于仰卧位，解开其衣物，暴露前胸；

② 打开 AED 的盖子，按声音提醒操作；

③ 在患者右胸上部和左胸乳头外侧贴电极片；

④ AED 分析心律，并提示是否需要电击除颤；

⑤ 如需除颤，施救者按下"放电"按钮，此时切忌身体接触患者；

⑥ 放电后，如患者没有恢复心跳，要继续进行心肺复苏，5 个周期后再次用 AED 分析心律、除颤。

在心源性猝死的抢救中，AED 可谓意义非凡。鼓励非专业施救者在发现患者没有反应且没有呼吸或者呼吸不正常（喘息）时，尽早开始心肺复苏抢救。如有条件取得 AED，应尽快进行 AED 电击治疗。

第二节　心力衰竭

一、严重的后果——心力衰竭

1. 心脏没有力气了——心力衰竭

心脏是人体最勤劳的器官。不管是在睡眠中，还是清醒时，心脏都在持续不断地收缩和舒张，完成血液循环中最核心的工作——泵血。心脏负责"收纳"外周的静脉血液，将其转变成富含氧气的动脉血液，再通过收缩和舒张功能将其泵至外周器官，供相应的器官组织利用（见图 4-17）。

202　你好，心脏——惠大夫讲心脏健康

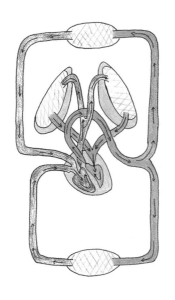

图 4-17　血液循环路径

如果按照人的平均心率为 70 次 / 分、寿命为 80 岁来计算，心脏在人的一生中将持续跳动约 29.4 亿次。据推算，健康成人每天通过心脏泵血所做的功能将一辆 5t 重的汽车抬高 5m。

显而易见，心脏能胜任如此庞大的工作量并非易事，需要平衡诸多环节的因素。比如，一匹马要想顺利地把货物从 A 城运到 B 城，有三个基本的前提：马匹健硕、营养充足、货物重量适宜。正如心脏，心脏要保证持续有力地泵血，同样需要具备三个基本条件：心肌细胞健康、充足的血液供应、泵血时所承受的负荷（射血阻力等因素）适宜（见图 4-18）。

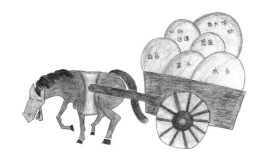

图 4-18　不堪重负的心脏（以马拉车示意）

某些心血管疾病、病毒感染、药物等因素，能通过不同的作用机制导致心脏功能受损，使心脏的收缩和（或）舒张能力下降，这个过程称为"心力衰竭"。

举例说明：当人患心肌炎或心肌病时，心肌细胞的功能受损会直接导致心肌的整体收缩能力减弱；当人患冠心病时，冠状动脉会出现狭窄或阻塞，心肌细胞由于无法得到充足的血液供应便会发生缺血，甚至坏死，继而失去正常的收缩和舒张功能；当人患高血压时，心脏射血时需要承受更多的压力，这会导致心脏变厚、心腔变大等，最终的结局依然是心力衰竭。

总的来说，各种类型的心脏病是导致心力衰竭的常见因素，包括冠心病、心肌病、瓣膜病、高血压等。据一项我国的调查研究发现，导致心力衰竭的病因以冠心病居首，其次为高血压。同时，心力衰竭也是多种心脏病的终末期表现，还是导致死亡主要的原因之一。一旦进展为慢性心力衰竭，多数患者的病情较难逆转，继而会出现一系列的相关症状，包括胸闷、气短、乏力、心悸等。有数据统计，心力衰竭患者患病后 4 年内的死亡率约 50%，严重者患病后 1 年内的死亡率就高达 50%。

随着医疗条件与技术的不断改善，心力衰竭的治疗技术有了显著的提高，但由于心血管疾病的发病率在逐年增加，心力衰竭患者的死亡人数亦在不断增加。

多数慢性心力衰竭患者在经过积极治疗后，病情会趋于稳定，进入"代偿期"。但是，某些因素能诱发病情急性加重，包括感染、高血压、心律失常、过量的体力活动、高盐饮食等，从而进入"失代偿期"，此时患者的症状会明显重于"代偿期"，通常需要住院治疗。每一次"失代偿"，都意味着对心脏的再次打击，病情可能会随之进展、恶化。

因此，在心力衰竭患者的治疗管理中，要以"预防为主，积极治疗"为原则。在未患心力衰竭时，积极控制各种可能会导致心血管疾病的危险因素，如吸烟、肥胖、大量饮酒等，预防其进展为高血压、冠心病等心血管疾病；若已患心力衰竭，务必坚持服用相关的抗心力衰竭药物，避免各种会诱使病情加重的因素，在改善临床症状的同时控制病情进展，并持续关注预后变化，最大限度地降低心力衰竭患者的死亡率。

2．心力衰竭有哪些常见症状？

当人体某个脏器出现问题时，通常会引发相应部位的不适感。举例来说，胃溃疡常会引发胃区痛或上腹痛；大脑肿瘤常会引发头痛；肺炎常会引发咳嗽、咳痰、气喘等症状。心力衰竭与之略有不同，除了会引发心慌、胸闷等症状外，常见的还有呼吸道疾病的相关症状。

宋先生当年刚满 60 岁，在一次受凉感冒后，出现咳嗽不止的症状。感冒咳嗽，对大家来说司空见惯，但宋先生的咳嗽不同寻常。普通感冒多在 1 周左右自愈，咳嗽症状也会随之消失或缓解，但宋先生持续咳嗽了 3 周时间，症状依然不见好转。且咳嗽在夜间格外严重，甚至无法平卧入睡，只能被迫以端坐位休息。起初，宋先生并未在意，想当然地认为是与感冒有关，直至逐渐开始气喘、乏力时，才意识到事情可能没那么简单。

接诊宋先生的医生临床经验很丰富，在详细问诊和查体后，敏锐地察觉到几个重要特征：双肺可闻及细小的喘鸣音，像轻拉风箱的声音；在宋先生吸气后还能闻及吹水泡样的声音；双足背和小腿轻微水肿。这些是心力衰竭的典型体征。心脏超声结论证实了医生的诊断：心脏射血分数仅为 30%，全心扩大，提示为扩张型心肌病引发的心力衰竭。

明确诊断之后，历时近 2 周的系统治疗，宋先生的气短伴乏力症状已较之前明显好转，可活动耐力却大不如前，甚至不能耐受慢跑的活动量。试想一下，如果宋先生及时发现病情的严重性并尽快治疗，结局或许大不相同。

那么，出现哪些临床症状，需要警惕是心力衰竭呢？

（1）气短

气短是发生心力衰竭时较早出现的临床症状之一，也是较常见的心力衰竭症状之一。在发病初期，气短多在活动后出现，如快步行走、攀爬楼梯等，经过短时间的休息之后，症状通常会明显缓解，但往往周而复始、反复发作；重症者甚至不能长时间平卧休息，只能被迫采取端坐体位，以缓解严重的呼吸困难症状。

部分心力衰竭患者的气短表现犹如慢性支气管炎，双肺听诊时可闻及拉风箱样的异常呼吸音。若无呼吸系统疾病、无吸烟嗜好者出现上述表现，需警惕心力衰竭的可能性。

（2）乏力

心力衰竭时，心脏的收缩功能减弱，会导致由心脏泵至双下肢的血量减少，继而出现乏力、疲劳等症状。

（3）双下肢浮肿

浮肿多从足背部、踝关节处开始，逐渐蔓延至双侧小腿、大腿处，甚至波及腰骶部，且浮肿多呈对称性分布。如果浮肿起始于颜面部，而后波及全身，多不是心力衰竭。

（4）咳嗽、咳痰

在心力衰竭的慢性期，可发生气短伴咳嗽的症状，夜间平卧休息后症状可能会加重；在心力衰竭的急性期，部分患者可出现咳嗽伴咳粉红色泡沫样痰的表现。

（5）恶心、腹胀

当发生右心衰竭❶时，常会有恶心、腹胀、消化功能减退等表现，同时多伴有双下肢浮肿。

从临床上来看，不同疾病会有相似的症状，同一疾病、不同个体也会有不同的表现，正如心力衰竭，常会有与呼吸系统疾病、内分泌系统疾病相似的临床表现。

对于多数健康者来说，如果出现上述症状，不必过分惊慌，因为绝大多数的心力衰竭是继发于各种类型的心脏病的，包括冠心病、高血压、房颤、瓣膜病、心肌病等。换言之，如果心脏病患者出现了上述相关症状，则要警惕这可能是心力衰竭，及早诊断、及早治疗，避免病情快速进展，影响生活质量和临床预后。

3. 如何诊断心力衰竭？

随着医学诊断技术的发展，各种辅助诊断心力衰竭的设备和技术手段也在不断完善，有效提高了心力衰竭的诊断准确率，其典型代表便是心脏超声诊断技术和血液 BNP 浓度检测技术。

（1）心脏超声诊断技术

和其他成像技术相比，超声影像技术具备无创伤、无痛苦、无电离辐

---

❶ 根据心力衰竭的发生部位可分为左心衰、右心衰和全心衰。左心衰主要由左心室的收缩或舒张功能减退而引发，右心衰常继发于左心衰之后，全心衰指的是左心衰合并右心衰。

射、实时性强、成本低等优势。妊娠期妇女可以安全检查，对胎儿的健康不会产生直接的负面影响。心脏彩超的检查费用约在 200～300 元，其他脏器彩超的检查费用约 100 元，检查结束后即刻便可给出结果，整个检查快捷、经济。

心脏超声的主要功能是动态显示心脏结构、心脏泵血功能等指标。在检查时，超声探头如同摄像机的镜头一样，在胸壁前（心脏区域）来回滑动，随着探头的转动，心脏的各个结构能清晰地显示在仪器屏幕上，反映心室壁是否变厚、心腔是否变大等指标。总的来说，心脏超声检查是反映心脏结构正常与否的最简单、最直接的方法。

另外，心脏超声可以通过计算"EF 值"（心脏射血分数）来直接评估心脏的泵血功能，这也是评价心力衰竭最直接的指标。健康者的 EF 值多在55%～60% 之间，EF 值越低，意味着心脏的收缩功能越差。心脏超声还可以辅助评价心脏的舒张功能，EF 值明显降低同样能引发舒张性心力衰竭。

总有患者问："心脏超声结果正常是否就意味着没有心脏病了呢？"从上述内容不难得出结论：心脏超声结果正常只是代表了心脏的结构和"收缩－舒张"功能正常，可以协助排除心力衰竭、先天性心脏病等，却无法直接排查是否患有冠心病、心律失常等心脏疾病。

（2）血液 BNP 浓度检测技术

BNP，又称为脑钠肽，其分布范围很广，包括心脏、肺、大脑等器官，但在心脏中的浓度最高，主要来源于心室肌细胞。

在正常的生理状态下，血液中的 BNP 浓度很低，但在心力衰竭时，心室肌细胞会受到影响并分泌大量的 BNP，因此在血液中可检测到升高的 BNP。BNP 的数值越高，心力衰竭的程度往往就越严重。如果 BNP < 35ng/L，则可以考虑排除心力衰竭的可能性。

需要注意的是，BNP 的数值升高并非仅见于心力衰竭，亦可见于肺部疾病、肾衰竭、肝硬化等疾病。而且，BNP 的水平受年龄、性别、体重等因素的影响，在不同年龄段的参考标准也是不同的。

以上两项诊断技术是诊断心力衰竭的核心技术，广为医生所用。除此之外，胸部放射线检查（如胸片、肺部 CT）、心脏核磁共振检查等，都能协助医生诊断心力衰竭。实际上，很难单凭一项检查来直接确诊心力衰竭。在临床工作中，心脏科医生往往需要根据患者的症状，结合各项化验指标和辅助检查的结果，才能判断患者是否患有心力衰竭。

4. 妊娠能诱发心力衰竭吗？

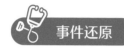

事件还原

　　庞女士在 40 岁那年喜得千金，全家人喜上眉梢，欢呼雀跃。自孩子呱呱坠地，庞女士的身体便日渐衰弱。大学时期的庞女士，身高 170cm，体重才 50kg，怀孕后身材逐渐"发福"，孕末期时的体重已达 90kg。随着体重的不断攀升，庞女士的活动耐力也越来越差。平时走路时，她挺着肥硕的肚子，必须双手掐着腰，用孕妇特有的姿势才能缓慢地移动，甚至多走几步就气喘吁吁。

　　庞女士和家人都不以为意，认为这是妊娠的正常反应，毕竟年龄偏大。分娩过程也很曲折，好在有惊无险，但气短的症状愈加严重，直到身体一平卧就明显气短时，才到医院看病。

　　一般来说，女人在孕末期略感气促、乏力不足为奇，这和身体在妊娠时的适应性变化密切相关。未怀孕者的血容量约 4~5L，怀孕时的血容量逐渐增加，孕 6 个月时达到高峰，约为未怀孕时的 1.5~2 倍。而且，心率的加快贯穿整个孕期，分娩时的心率能达到基础心率的 1.25 倍。再者，一些孕妇吃得多、动得少，无法通过运动来消耗掉过多的热量，导致体重快速增加。上述因素都是导致孕妇乏力、心悸、气短等的常见原因。

　　然而，庞女士这种状况并非正常的生理反应。她只要轻微活动，即会发生气促，而且不能长期平卧休息，甚至夜间会由于气短在睡眠中憋醒。且肺部常出现拉风箱样的"哮鸣音"，这提示着严重的呼吸系统问题。听诊检查发现，庞女士的肺底部布满湿啰音和喘鸣音❶。进一步检查了心脏

---

❶ 肺部的湿啰音多提示心力衰竭、肺炎等疾病；喘鸣音多提示哮喘，急、慢性支气管炎，肺心病，心力衰竭等疾病。

超声，结果提示：心脏射血分数❶35%，左心室舒张期内径 58mm，心室壁运动减弱……

　　这是典型的心力衰竭表现。其实，庞女士患上了一种特殊的心脏病——围生期心肌病。

　　所谓围生期心肌病，是发生在产前 1 个月至产后 5 个月内，以心力衰竭为主要表现的心肌疾病。轻症者常有乏力、困倦、咳嗽、咯痰、食欲减退、双下肢浮肿等表现；重症者会发生明显的呼吸困难，夜间往往不能平卧入睡，甚至在睡眠中会因气短而憋醒。

　　围生期心肌病是一种炎症和免疫性疾病，可能与心肌炎、病毒感染等因素相关。其中，产妇高龄、多次生育、妊娠期高血压等都是围生期心肌病的促发因素。这些致病因素能损伤心肌细胞，导致心肌的收缩能力（射血能力）下降、心脏腔室扩大，继而发生心力衰竭。

　　一旦发生心力衰竭，药物永远是治疗的基础，其治疗方法与慢性收缩性心力衰竭类似。部分围生期心肌病的患者经过药物治疗后，病情便会逆转，但如果在接受规范的药物治疗半年之后，病情依然不见好转，就很难治愈了。

　　毫无疑问，庞女士是少数的幸运者，住院治疗仅 3 天时间，症状就明显缓解了，日常活动时也没有气短的症状了。1 年之后，不适症状消失全无，复查心脏超声结果提示：心脏射血分数 58%，左心室舒张期内径 50mm，左心室壁运动正常。庞女士彻底康复了。

　　5．饮酒能诱发心力衰竭吗？

　　在我国，酒是一种文化的载体。俗话说："无酒不成席。"一些民族在订婚的风俗中以酒当头，有"喝相亲酒""喝交杯酒"之说；在交际礼仪方面，广西瑶族有"三关酒"的礼俗。此外，诸多文人墨客与酒结缘：唐代诗仙李白所

---

❶　心脏射血分数（EF 值）是反映心脏收缩功能的直接指标，多数在 50%～60% 之间，该数值低于 50% 是发生心力衰竭的基础条件。按心脏的"收缩－舒张"功能状态，可将心力衰竭分为收缩性心力衰竭和舒张性心力衰竭，后者的 EF 值有时完全可能在正常范围内。换言之，如果 EF 值降低，肯定意味着心脏的射血功能减退；反之，EF 值正常则不见得不会发生心力衰竭（即舒张性心力衰竭）。在本书中，为了便于读者理解，主要描述的心力衰竭类型为 EF 值降低的心力衰竭，即收缩性心力衰竭。

创作的流传至今的名诗有千余首，其中与酒有关的就有 170 首；诗圣杜甫亦有"朝回日日典春衣，每日江头尽醉归"等与酒有关的经典诗句。

东汉学者许慎说过："酒是一种可以使人为善，也可以使人为恶，可以趋吉，又可以趋凶的特殊液体。正之则善，偏之则恶；正之则吉，偏之则凶。"虽说小饮怡情，但如果长期大量饮酒，可能会引发高血压、心力衰竭等心血管系统疾病。

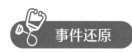 **事件还原**

老钱当年刚满 50 周岁，以务农为生，主要的经济来源是经营温室大棚，生活并不富足。唯一的嗜好就是喝酒，而且是烈酒。生活的压力和大量的饮酒，让他显得格外苍老。

老钱常说："每天 1L 酒，胜过活神仙。"老钱从 30 岁染上酒瘾开始，每天要喝上约 60 度的"老白干"1L 左右。在发病前两三年，即便是不胜酒力，老钱每天也要喝上约 250~400mL 的酒。长期大量摄入烈酒，导致老钱酒精成瘾，每日三餐，餐餐有酒，少了一顿酒，便会出现心慌、胸闷的不适症状。但最终促使老钱就诊看病的原因，却是无法耐受的气短和乏力。

气短、乏力是心脏科医生经常遇见的临床症状，可由多种疾病诱发，如心力衰竭、高血压、冠心病、贫血、甲状腺功能异常等。经过一系列检查，最终老钱的心脏超声结果明确了诊断：心脏射血分数 30%，左心室内径 65mm，左室壁弥漫性运动降低，提示心力衰竭。

诸多原因能引发心力衰竭，如高血压、冠心病、遗传因素等，导致老钱心力衰竭的主要因素是酒精。有研究发现，过量的酒精摄入能直接损伤心肌细胞，导致心肌的收缩功能减退。一般认为，在无其他直接原因导致心肌损伤的前提下，男性饮酒 > 80g/ 天、女性饮酒 > 40g/ 天，且饮酒 5 年以上，若出现相关不适症状，可考虑诊断为由酒精引发的心力衰竭，即酒精性心肌病。

与冠心病、瓣膜病等因素诱发的心力衰竭不同，部分酒精性心肌病患者在戒酒并辅以充分的药物治疗后，有恢复甚至治愈的希望。可老钱没那么幸运，在经过药物治疗之后，他的心脏功能虽较之前明显好转，心脏射血分数也升至48%，但仍未完全恢复。为此，老钱懊恼不已，但也悔之晚矣。

毋庸置疑，长期大量饮酒会损伤心肌细胞，那么少量饮酒是否有益于身体健康呢？以往有研究指出，适量饮酒可能会降低冠心病的发病风险；但发表在2018年《柳叶刀》杂志上的一项研究发现，饮酒并无所谓的安全阈值，即便是少量饮酒，也可能会增加患病风险。换言之，只要饮酒，患病风险就要高于那些不喝酒的健康人。

关于饮酒和身体健康的研究仍在持续，目前国内外相关指南统一认为：不推荐任何人尝试通过饮酒来保健身体，包括任何酒类及任何饮用量。

诸位，在您享用琼浆玉露之时，千万别忘记酒精对健康的不良影响。

二、心力衰竭患者的生活注意事项与治疗方法

1．心力衰竭患者有哪些生活注意事项？

治疗心力衰竭，三分在于治，七分在于养。因为一旦发生心力衰竭，病情较难逆转，且易反复发作。不良的生活方式往往是诱使心力衰竭突然加重最常见的因素，包括不恰当的运动、未规律服药等诸多方面。因此，保持正确的生活方式是避免反复住院、降低病死率的关键所在。如下，为读者介绍心力衰竭患者在日常生活中的注意事项，教大家如何养护心脏。

（1）注意症状变化

多数慢性心力衰竭患者的心肺功能和活动耐力会下降，常有活动后气促、乏力等表现。如果这些不适症状进一步加重，或在此基础上伴有恶心、食欲不振等消化功能失调的表现，或出现明显的双下肢浮肿，或出现夜间不能平卧入睡、必须被迫端坐位休息等，务必警惕心力衰竭是否急性加重，此时要及时就诊，必要时须住院进一步治疗。

（2）注意心率波动

心率突然持续性增快是诱使心力衰竭急性加重的常见因素，尤其多见于房

颤患者。一方面，心率增快会增加心脏的工作负担，甚至影响心肌供血；另一方面，心率增快可能是心力衰竭加重的早期预警信号。如果休息时的心率超过100次/分，不论有无心慌、气短等不适症状，都要及早就诊；如果轻微活动后心率明显增快，并伴随严重的心慌等症状，同样要及早就诊。

（3）预防感冒

普通感冒和呼吸道感染也是诱使心力衰竭急性加重的常见因素，建议心力衰竭患者在感冒时及早用药控制症状，避免出现高热诱发心动过速，导致病情急性加重。如果老年心力衰竭患者出现咳嗽伴高热等症状，要警惕肺炎的可能性。

（4）适量运动

虽然多数心力衰竭患者的活动耐力会明显受限，但依然建议稳定的心力衰竭患者积极参加运动。适量运动能显著提高心力衰竭患者的活动耐力，改善其心肺功能，预防感冒及呼吸道感染。研究表明，运动康复疗法能有效降低慢性心力衰竭患者的再住院率和病死率。

有氧运动是慢性心力衰竭患者的主要运动形式，包括步行、游泳、骑车、打太极拳等。建议每周运动3~5次，每次20~30分钟。运动之前要做10分钟的热身运动，运动之后也要有10分钟的放松阶段。有条件者，可到当地的三甲医院或康复专科医院完善运动负荷试验，初步评估心脏功能，以便于安全地启动运动计划。

在运动中，一旦出现胸痛、胸闷、心慌、气短、面色苍白、大汗、皮肤湿冷等症状，务必立即停止运动并观察症状变化，如果症状持续不见缓解，应及早到医院就诊。

（5）控盐、控水、调整饮食结构

心力衰竭患者的基本饮食原则为：低盐、低脂、易消化。其中，盐分的摄入量与心力衰竭的关系更为紧密，稳定期患者每天应低于6g，急性期患者每天应低于2g，平时不要食用各种腌菜、咸菜、腌肉、咸汤等隐性高盐食品。❶

---

❶ 多数急性心力衰竭患者需要限制盐的摄入量，每日应低于2g，但少数严重的低钠血症患者可能需要适当增加钠盐的摄入量。

多数心力衰竭患者需要长期口服利尿剂，这容易引发低血钾症。所以，如果患者的肾功能无异，可选择食用低钠盐，并适当补充钾盐。

心力衰竭患者还应适当控制饮水量，慢性重症心力衰竭者或急性心力衰竭者的每日饮水量应控制在 1.5～2L，甚至更少（视病情而定）。夏季天气炎热，可适当补水，并学会"量出而入"，切忌短时间内暴饮，可采取多次少量饮水。

（6）戒烟、戒酒

建议心力衰竭患者戒烟、戒酒。酒精能兴奋交感神经系统，引发心率加快，增加心脏负担；吸烟不但能刺激交感神经系统，还会诱发冠状动脉痉挛，甚至引发急性心肌梗死。两者都能诱使慢性心力衰竭急性加重。

（7）预防便秘

用力排便能导致腹腔压力急骤增高，进而增加心脏负担，诱使心力衰竭急性加重。建议心力衰竭患者多选择易消化的食品，预防便秘。如果排便不畅或长期便秘，可选择服用效果温和的乳果糖、聚乙二醇 4000 散等药物缓解症状。

（8）严格监控体重

心力衰竭患者应养成每天测量体重的习惯，这是监测体内血液容量最简单而又直接的方法。如果 3 天内体重增加超过 2kg，则可能要增加利尿剂的剂量，建议复诊找医生调整。

（9）避免情绪过度起伏

心力衰竭的病程较长、预后较差，多数患者可能会合并焦虑、悲观、抑郁等不良情绪。一旦出现不良情绪加重的情况，建议到心理门诊找心理医生进行心理疏导。稳定的情绪、平和的心态对病情恢复大有裨益。

（10）坚持长期用药，调整适宜剂量

普利类、洛尔类和利尿剂（尤其是螺内酯）是治疗心力衰竭的基础药物，被誉为对抗心力衰竭的"金三角"。在服药期间，要根据血压和心率的情况调整普利类、洛尔类的剂量，以发挥其最大的药物效能。螺内酯的常用剂量相对固定，多在 20～25mg/ 天。❶

---

❶ 普利类指的是血管紧张素转换酶抑制剂，如福辛普利、培哚普利等；洛尔类指的是 β 受体阻滞剂，如美托洛尔、比索洛尔；螺内酯则是醛固酮拮抗剂的代表药物之一。

多数心力衰竭患者需要长期服用利尿剂，如呋塞米、氢氯噻嗪等。在病情稳定期，建议患者在白天服用，避免夜尿过多，影响睡眠质量。

（11）定期随诊

初诊为心力衰竭的患者，建议在服药 1 周后复诊，抽血复查肾功能、离子含量等指标。如果肾功能恶化，可能需要停用普利类药物和螺内酯；如果病情稳定，建议每隔 3 个月复诊一次，复查血液指标并调整用药。建议患者每隔半年或 1 年复查心脏超声，评估心脏结构变化和心脏功能状态。

除了了解上述注意事项之外，心力衰竭患者一定要知道急性发作期的简单处理原则：一旦突发严重的呼吸困难，不要惊慌和躁动，应尽量保持安静，采取端坐体位休息，将两条腿垂放在床沿边；可使用家用吸氧机辅助通气，将氧流量调至 3～5L/ 分钟；尽早呼叫 120 急救中心，到医院进行下一步治疗。

2．治疗心力衰竭的常用药物有哪些?

心力衰竭指的是心脏的收缩功能衰竭，医生将治疗重心聚焦在如何提高心脏的收缩功能上，强心药物（正性肌力药物）在治疗时最为常用。

我们可以把心脏比作一匹勤于劳作的马，马运送货物的过程就像心脏"收缩－舒张"的泵血过程。如果马匹严重营养不良或过度疲劳，势必导致工作能力下降，若想让马匹按时完成任务，只能快马加鞭，让其重新恢复正常的工作。强心药物的作用正是如此。

目前临床常用的强心药物有两大类：儿茶酚胺类和洋地黄类，前者的代表药物为静脉注射制剂的多巴酚丁胺，后者的代表药物为口服制剂的地高辛。

虽然强心药物能在短期内增强心脏的收缩能力，但长期应用却会增加心脏的负担，甚至增加患者的死亡率。这就好比频繁鞭打本已疲惫不堪的马匹，其结果无异于雪上加霜。因此，多巴酚丁胺通常只在住院期间给予患者短期静脉滴注，地高辛多用于房颤合并心力衰竭的患者。因为地高辛不但可以辅助控制房颤患者的心率，还能增加心脏的收缩能力，常用剂量为0.125mg/ 天。

从血流动力学的角度理解，心力衰竭的发生、发展与心脏所承受的前负荷和后负荷直接相关，因此，降低心脏负荷成为治疗心力衰竭的基础。正如上述比喻：如果马匹无法胜任运送大量货物，可以通过减少货物重量的方法为马匹减负，从而继续维持并完成工作任务。降低心脏负荷药物的作用原理便在于此。

目前，临床常用的降低心脏负荷的药物有两大类：利尿剂❶和硝酸盐类，前者的代表药物为呋塞米，后者的代表药物为硝酸甘油、硝酸异山梨酯和硝普钠。

利尿剂是治疗所有类型心力衰竭的基础药物，多数患者需要终身服药。如果心脏功能稳定，可根据病情调整呋塞米的药量，甚至隔天间断服用。硝酸盐类药物多在心力衰竭的急性发作期应用，除非合并冠心病，否则在出院后或稳定期并不需要长期服用。

从神经内分泌的角度理解，管理心力衰竭不但要患者改善症状、提高生活质量，还要进一步地降低其再住院率和死亡率。在此，不得不提到的药物便是治疗心力衰竭的"金三角"：血管紧张素转换酶抑制剂/血管紧张素受体拮抗剂、β受体阻滞剂和醛固酮受体拮抗剂❷。

血管紧张素转换酶抑制剂的代表药物有培哚普利、福辛普利等，俗称普利类药物。常有患者疑惑：普利类药物不是常用的降压药物吗？为什么血压正常还需要服用呢？实际上，普利类药物除了能发挥降压作用之外，更重要的是改善心力衰竭患者的临床预后，并降低其病死率。因此，即便是血压正常，心力衰竭患者也需要积极服用普利类药物，除非是发生了严重的低血压或不良反应❸。

值得注意的是，普利类药物的服用剂量并非一成不变，而是要根据患者的血压和耐受情况调整剂量。举例说明：依那普利的常用起始剂量为2.5～5mg/次、每日2次；如果患者的血压和肾功能等指标正常，可逐渐增

---

❶ 利尿剂是治疗心力衰竭的核心药物，也是最早用于治疗心力衰竭的药物。

❷ 血管紧张素转换酶抑制剂指的是普利类药物，血管紧张素受体拮抗剂指的是沙坦类药物。一般在临床上首选普利类药物，如患者出现不能耐受的干咳症状，可服用沙坦类药物替代。β受体阻滞剂指的是洛尔类药物。醛固酮受体拮抗剂的代表药物是螺内酯和依普利酮。

❸ 血管紧张素转换酶抑制剂的常见不良反应有低血压、干咳、高血钾、肾功能减退等。因此，在服药期间，要定期检测血压、肾功能、血钾等指标。

加到 10～20mg/ 次、每日 2 次，最终达到最大可耐受的剂量❶。

β 受体阻滞剂的代表药物有美托洛尔和比索洛尔，俗称洛尔类药物。与普利类药物一样，洛尔类药物能改善患者的生活质量及降低病死率，亦有降低血压和心率的作用。在服药过程中，需要监测血压和心率指标，如果患者的身体情况允许，同样需要逐渐增加药物剂量，直到将静息心室率控制在 50～60 次 / 分❷。

醛固酮受体拮抗剂的代表药物是螺内酯和依普利酮，在国内主要应用的是螺内酯。多数慢性收缩性心力衰竭患者需要长期服用，常用剂量为 20mg/ 天，一般不用调整剂量。螺内酯的常见不良反应有高血钾、肾功能减退和男性乳房发育等。

2016 年，国外某著名制药公司研发上市了一种治疗慢性收缩性心力衰竭的药物——沙库巴曲缬沙坦钠，该药是两种药物的合剂，其中包含一种沙坦类药物。经过多项大型临床研究证明，和传统的普利类药物相比，沙库巴曲缬沙坦钠能进一步改善心力衰竭患者的症状，并能明显降低死亡率，被国内外的医学指南推荐用于治疗慢性收缩性心力衰竭。但是，该药物的价格较高，按服用的最大剂量计算，每日的费用约为 39.8 元，这也是该药物推广受到限制的主要因素之一❸。

总而言之，药物永远是治疗心力衰竭最基础、最重要的方法。通过积极的药物治疗，可从一定程度上改善患者的生活质量、降低再住院率和病死率，甚至有时能逆转少数心力衰竭患者的病情，让其重获健康。当然，药物的作用是有限的，部分病情严重的患者可能需要器械辅助治疗，如心脏再同步化治疗（CRT），甚至心脏移植术等。现在，医疗技术水平日新月异，相信在不久的未来，会涌现出更多治疗心力衰竭的有效方法和技术。

---

❶ 不同的血管紧张素转换酶抑制剂的最大可耐受剂量是不同的，比如，依那普利是 10～20mg/ 天、每天 2 次；培哚普利是 8mg/ 天、每天 1 次，该剂量的制定主要源于大型循证研究数据。当患者服用到最大可耐受剂量时，才能发挥最佳的治疗效果，包括降低尿蛋白和死亡率等，这也是所谓的"靶器官保护剂量"。

❷ β 受体阻滞剂的药理作用主要是抑制交感神经系统的兴奋性，从而发挥降低心率、血压和心力衰竭死亡率的作用。服药的原则是：小剂量开始，逐渐增加剂量，将静息心率控制在 50～60 次 / 分。静息心率指的是安静休息时每分钟的心跳次数。

❸ 沙库巴曲缬沙坦钠的应用原则和普利类、沙坦类药物相似，多从小剂量开始，每天 2 次。如患者能耐受，且未出现严重的低血压及明显的不良反应，其最大剂量可为每次 200mg、每日服用 2 次。文中所提及的价格参照 2020 年大连地区的上市价格。

第三节 其他类型的心血管疾病

一、什么是心肌病？

医生常将心脏形容为一套四居室的房屋——左心房、左心室、右心房和右心室，心肌犹如房屋的墙壁，瓣膜是连通各屋的门，冠状动脉是排水管道，电传导系统则是房屋内的电路系统。如果相应的结构或功能出现异常，就会发生相应的疾病。心肌病指的就是心肌的结构和功能发生异常的一种心脏病。

（1）心肌病的分类

心肌病有不同的分类方法。比如，可分为遗传性心肌病、获得性心肌病、混合性心肌病。其中，遗传性心肌病包括肥厚型心肌病、右心室发育不良心肌病等，获得性心肌病包括围生期心肌病、心动过速心肌病等，混合性心肌病包括扩张型心肌病、限制型心肌病等。

在临床上较为常见的心肌病类型是扩张型心肌病、肥厚型心肌病和限制型心肌病等。其中，酒精性心肌病和围生期心肌病可划分到扩张型心肌病的诊断范畴。本文着重讲解扩张型心肌病和肥厚型心肌病。

（2）心肌病的病因和表现

扩张型心肌病的病因较为复杂，包括感染、炎症、遗传、中毒、代谢等因素。其中，急性病毒性心肌炎是导致扩张型心肌病较常见的病因之一。肥厚型心肌病主要是以遗传因素为主，多数患者有明确家族史或直系亲属有不明原因的早亡史。

扩张型心肌病和肥厚型心肌病都会导致心肌细胞发生结构和功能的变化。扩张型心肌病以心腔变大、心脏收缩功能下降为主要表现，整个心腔如同被吹大的气球，即便是放气之后也难以恢复到正常的初始形态，继而出现心力衰竭等一系列严重后果（见图4-19）。有数据显示，扩张型心肌病确诊后5年的生存率约50%，确诊后10年的生存率仅约25%。

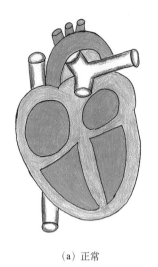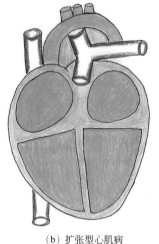

（a）正常　　　　　　　　　（b）扩张型心肌病

图 4-19　正常与扩张型
心肌病的心脏

肥厚型心肌病以室间隔增厚、心脏舒张功能下降为主要表现，就像房间的墙壁异常增厚，甚至卧室空间变小一样（见图 4-20）。部分患者早期并无明显症状，直到在例行体检中才发现；而部分患者却会发生明显的心力衰竭症状。肥厚型心肌病是青年人运动后猝死较常见的原因之一，因为剧烈运动可能会诱发严重的恶性心律失常，导致心脏骤停，如未进行及时的电击复律，可能会直接导致猝死。

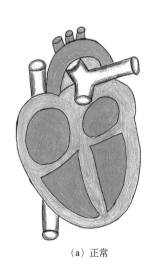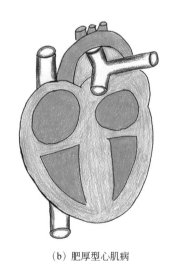

（a）正常　　　　　　　　　（b）肥厚型心肌病

图 4-20　正常
和肥厚型心肌病
的心脏

（3）心肌病的诊断

诊断心肌病并不复杂，结合病史及发病因素、心脏超声检查结果即可初步诊断多数类型的心肌病。部分患者可能需要做进一步的检查，包括心脏核磁共振成像（CMR）甚至心肌组织活检等。

（4）心肌病的治疗

扩张型心肌病的治疗以药物治疗为主，其基本原则与慢性心力衰竭相似。终末期患者根据病情可考虑心脏移植等治疗方式。

肥厚型心肌病依然以药物治疗为主，但与扩张型心肌病的用药原则不同，多首选 β 受体阻滞剂，即洛尔类药物。在急性发作期，可能需要使用利尿剂、血管扩张剂等药物治疗。如果患者出现反复发作的恶性心律失常，可能需要在体内植入心律转复除颤器（ICD），以预防猝死。

总而言之，治疗心肌病的基础和重点均在于药物。积极进行药物干预，不但能改善患者的不适症状、降低病死率，还有机会逆转病情，比如防止围生期心肌病、应激性心肌病、酒精性心肌病等的发生，临床治愈的案例屡见不鲜。

二、什么是心肌炎？

心肌炎指的是心肌组织发生炎症性疾病，最常见的致病因素是病毒感染，这也是感冒后易诱发急性心肌炎的主要原因。另外，细菌、真菌、蠕虫、药物、毒素等亦可诱发急性心肌炎。

不同的心肌炎患者，其病情的轻重缓急是不同的：轻症者症状轻微，甚至没有症状，也无须特殊治疗，只要充分休息、加强营养支持即可；重症者可能会诱发严重的心律失常、心力衰竭，甚至导致死亡；部分心肌炎患者还会发生永久性的心肌损伤，进展为扩张型心肌病。

治疗急性心肌炎基本以"对症治疗"为原则：发生心力衰竭就对抗心力衰竭，发生心律失常就纠正心律失常，及早明确诊断才是关键所在。临床最常见的心肌炎类型是急性病毒性心肌炎。

如下为读者总结四个诊断急性病毒性心肌炎的基本原则，帮助大家及早地进行自我诊断。

（1）看病史

多数患者在发病前 1～3 周出现过病毒感染的情况，如感冒、发热、肌肉酸痛等表现，或出现恶心、呕吐等消化道症状。

（2）看症状

多数患者会出现胸闷、心慌、胸痛或气短等症状，重症者会反复出现黑矇，甚至晕厥的情况。

儿童发生急性重症心肌炎时和成人的发病特点不同，常以消化道系统、呼吸系统症状为主，如呕吐、腹泻、呼吸困难等，而且年龄越小，越缺乏特异性表现。如果小儿发生上述症状，并伴有不明原因的精神萎靡、进食哭闹等表现，需要警惕急性病毒性心肌炎的可能性。

（3）看心肌酶

化验心肌酶是诊断急性病毒性心肌炎的重点。重点检查项目是肌钙蛋白，该指标是反映心肌损伤最重要的指标；次要指标是肌酸激酶（CK）和肌酸激酶同工酶（CK-MB），二者升高还可见于肌肉损伤。如果以上三者同时升高，更具诊断意义。

（4）看心电图

不同患者的心电图表现是不同的：有的心率加快，有的心率减慢，有的心率会出现心肌损伤性变化，如ST段抬高等，但轻度的T波或ST段改变不一定具备诊断意义。

通过以上四项内容，即可确诊大多数的急性病毒性心肌炎，少数患者可能要完善心脏核磁共振成像检查，进一步评估心肌病变。心肌组织活检是诊断病毒性心肌炎的金标准，但由于是创伤性检查，多数患者难以接受，所以一般仅用于危重症患者。

三、什么是先天性心脏病？

先天性心脏病指的是在胎儿期心脏发育异常所引起的疾病，又称为先心病。先心病是新生儿最常见的先天性缺陷，我国发病率为0.7%～0.8%。

常见的先心病包括房间隔缺损、室间隔缺损、动脉导管未闭、法洛四联症等。患儿的病情轻重程度是不同的，部分轻症者在成年后做常规检查时才被发现，重症者常会发生明显的心力衰竭症状。

不同类型先心病的治疗原则是不同的，但多数类型可以通过手术根治，进展期患者可能出现心力衰竭等症状，会明显影响患者的生活质量和预期寿命。

多种因素能导致先天性心脏病。其中，环境因素是主要致病因素，遗传因素仅占约 8%。孕妇在妊娠期服用药物、感染病毒或接触污染环境、射线辐射等，均能增加胎儿心脏发育异常的概率。因此，治疗先心病，重在预防，如下为读者列举预防胎儿先心病的几点重要措施。

① 夫妻双方进行婚检。婚检能有效降低遗传性疾病的发生风险，包括先天性心脏病。

② 适龄婚育。医学研究证明，35 岁以上的孕妇所孕育的胎儿发生基因异常的风险明显增加。

③ 备孕前戒除不良生活习惯，尤其是戒烟、戒酒。有研究发现，父亲饮酒和吸烟与胎儿发生单心室心脏缺损有关；孕妇酗酒能增加婴儿患酒精综合征和先心病的风险，孕妇吸烟能增加胎儿出现多种先天性畸形的风险。

④ 孕前三个月开始补充叶酸，能有效预防神经管畸形的发生。孕期在保证均衡营养的同时，应避免体重过快增长。

⑤ 孕期适量运动能增强机体抵抗力，预防感冒和病毒感染。

⑥ 孕期尽量避免服用药物，如有必要，应在医生的指导下进行。某些临床药物，如苯丙胺、抗惊厥药，能增加胎儿心脏畸形的发生率。

⑦ 孕期避免接触射线，尽可能不进行 X 射线、CT 等检查。超声多普勒检查对胎儿无明显不良影响。

⑧ 孕期避免长期接触各类环境污染物，包括杀虫剂类化学品、空气污染物（如汽车尾气）、化学废物等。

⑨ 在孕 18~22 周时常规检查胎儿心脏超声，此时胎儿的心脏结构发育基本完善，心影较为清晰，若出现先天畸形也可及早排查。

⑩ 对高危孕妇可进行基因检测，包括羊水检查、唐氏筛查等。

少数先心病患儿有自愈的机会；还有少数患儿的心脏畸形轻微，对血液循环无明显不良影响，可密切观察，必要时再进行手术；然而，对于大多数先心病患儿来说，手术才是根治的唯一机会。手术时机依病情而异，有的要尽快手术，如严重的大动脉转位；有的可以延迟手术时机。手术方式主要包括外科手术和介入微创手术。多数患儿手术成功之后，并不会影响其生长发育，而且完全有可能胜任日常的生活和工作。

四、什么是心脏瓣膜病？

心脏瓣膜是心脏各腔室间的重要结构，发挥着"单向阀"的生理作用。瓣膜开放时，血液向前流动；瓣膜关闭时，防止血液反向流动。就像房门一样，瓣膜只能朝一个方向开放。

心脏瓣膜主要包括：二尖瓣、主动脉瓣、三尖瓣、肺动脉瓣（见图 4-21）。在血液循环系统中，全身的静脉血液经过上、下腔静脉回流至右心房后，再经过三尖瓣流至右心室，右心室收缩将血通过肺动脉瓣泵入肺循环系统。在肺循环系统中，暗红色的静脉血结合了充足的氧气，转变成鲜红色的动脉血。动脉血通过肺静脉流入左心房，再经过二尖瓣流至左心室。

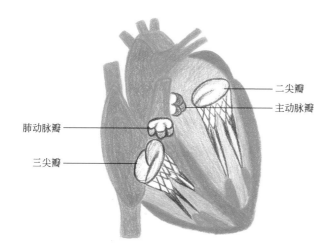

二尖瓣
主动脉瓣
肺动脉瓣
三尖瓣

图 4-21　心脏瓣膜

最终，强有力的左心室将动脉血通过主动脉瓣泵入体循环系统，给大脑及全身重要脏器提供充分的血液。在体循环系统中，含有氧气的动脉血被机体利用完变成含有代谢产物和二氧化碳的静脉血，血液颜色由鲜红色转变为暗红色。

瓣膜病指的是各种原因导致瓣膜狭窄或关闭不全，并影响血液循环系统正常工作的一类疾病。如果瓣膜发生狭窄，就会使血液在前行的过程中阻力增加，导致心脏腔室的工作负荷过重，继而发生心肌变厚、心腔变大等结构性改变；若瓣膜发生了严重的狭窄，超过了心脏的代偿能力，则会诱发心力衰竭；如果瓣膜关闭不全，不能完全阻止血液的反向流动，则会使大量血液滞留在心脏中，同样容易导致心脏腔室的负荷过重、心腔变大等，其临床结局依然是心力衰竭（见图4-22）。

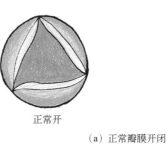
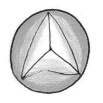

正常开　　　　　　　　　　　正常闭

（a）正常瓣膜开闭

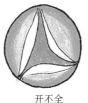

开不全　　　　　　　　　　　闭不全

（b）病变瓣膜开闭不全

图4-22　正常与病变时的瓣膜开闭状态

临床最常见的瓣膜病类型为：二尖瓣狭窄、二尖瓣关闭不全、主动脉瓣狭窄、主动脉瓣关闭不全，以及上述四种类型的混合疾病。常见病因包括：风湿性心脏病、增龄相关的退行性心脏瓣膜病变、冠心病、感染性心内膜炎等。目前，风湿性心脏病的发病率越来越低，但退行性心脏瓣膜病变、冠心病相关的瓣膜疾病在临床上却越来越多见。譬如，急性心肌梗死后发生的二尖瓣关闭不全，老年患者（尤其老年男性患者）出现的主动脉瓣狭窄或关闭不全等，都是临床上常见的心脏瓣膜疾病。

一旦心脏瓣膜出现了狭窄或者关闭不全，并没有特效药物能逆转这些结构变化。病变程度较轻者，可以通过药物减轻心脏负担，缓解瓣膜疾病引起的不适症状；病变程度较重者，可能需要进行手术治疗。医生会根据患者的个体情况及瓣膜疾病的种类，为患者提供个体化的治疗方案。

目前，治疗心脏瓣膜疾病的手术方案有了不小的革新。部分二尖瓣置换手术被二尖瓣成型手术替代，近半数的瓣膜手术都可以通过小切口微创的方式完成，部分主动脉瓣狭窄手术亦可以通过介入微创的方式完成。

诊断心脏瓣膜病并不难，心脏超声是首选的检查项目，它能清楚地判断出各个心脏瓣膜是否存在狭窄或者关闭不全的情况，并提供病变严重程度的信息，还能够看到心脏的大小和收缩功能的改变。

心脏瓣膜病患者需要定期随诊。轻症者可每隔 1 年复查一次心脏超声，重症者可能需要每隔 3～6 个月复查一次心脏超声。医生会根据心脏超声的检查结果，结合相关的治疗指南判断疾病的进展情况，并给出下一步的治疗建议，包括药物治疗时机、手术治疗时机和手术方式等。

需要注意的是，基本所有的健康者都会出现极轻微的心脏瓣膜关闭不全的情况，但不会影响身体健康，也不需要用药或手术治疗。

● 心脏瓣膜置换手术有哪些注意事项？

心脏瓣膜一旦发生严重的狭窄或关闭不全，外科瓣膜置换手术或介入治疗是最为有效的解决办法。关于术前评估以及术后管理的注意事项，如下为读者逐一列举。

（1）评估适应证

心脏医生总结了既往的临床经验，对各种心脏瓣膜疾病的外科适应证、禁忌证都做了严格的规范，并列入瓣膜疾病治疗指南。心脏超声结果是制定手术方案最重要的检查依据，建议所有的心脏瓣膜病患者进行专业的心脏超声检查。

（2）把握手术时机

部分轻症者可密切观察病情，定期复查心脏超声，评估心脏瓣膜的结构变化，选择恰当的手术时机；部分严重心力衰竭者需调整心功能状态，以便于耐受整个手术过程。

是否并存心力衰竭是判断手术时机的重要指标。多数瓣膜病变轻微的患者，如无心力衰竭，可考虑随诊观察；当心脏超声结果提示瓣膜或心脏结构已经发生明显的病理改变，且出现心力衰竭时，多数患者需要介入外科手术治疗。

一定要注意两条基本原则：①早发现、早治疗的效果好；②症状重、病程长的患者通过积极的药物治疗之后，依然有手术治疗的机会。

（3）选择手术类型

心脏外科医生会根据患者的病情，结合自己的临床经验，为患者提供最佳的手术方案，包括外科瓣膜置换手术和微创手术。目前，微创手术的技术发展已经成熟，如果符合适应证，这种手术的效果与常规外科手术相似。

（4）选择瓣膜类型

对于需要接受瓣膜置换的患者，可以根据相关指南的建议，结合患者自身的情况选择人工瓣膜。根据瓣膜材料的不同，人工瓣膜可分为机械瓣膜和生物瓣膜（见表4-1）。

表4-1　不同瓣膜的特性

特性	机械瓣膜	生物瓣膜（二代）	生物瓣膜（三代）
使用寿命	长期（理论上＞30年）	平均10～15年	优于二代生物瓣膜
抗凝药物服用时间	终身服用，定期查血	3个月	3个月
价格（人民币）	（1～1.5）万	（3～4）万	（5～7）万
治疗方式	开胸手术	开胸手术/导管治疗	开胸手术/导管治疗

一般来说，对于60岁以上的患者，建议选用生物瓣膜；对于60岁以下的患者，建议选用机械瓣膜。但具体依然根据每个人的临床状态而定。

如下人群可考虑优选生物瓣膜：

① 有妊娠计划的妇女；

② 预期寿命相对较短者，比如合并恶性肿瘤的患者；

③ 有出血倾向者，比如明确有消化道溃疡疾病的患者；

④ 不愿意或不耐受长期口服抗凝药物者，如极限运动员；

⑤ 偏远地区不方便接受凝血功能检查的患者。

（5）应用抗凝药物的注意事项

不论是选择机械瓣膜，还是生物瓣膜，手术后的前3个月内都需要口服抗凝药物，以防止瓣膜和瓣膜周围形成血栓，导致瓣膜功能毁损或发生血栓脱落，后者可能会导致脑栓塞或外周器官栓塞。

瓣膜置换术后所用的抗凝药物首选华法林。华法林的疗效因人而异，因此在服药过程中，要定期化验凝血功能指标——国际标准化比值（INR），并将其控制在2～3之间（具体应听取医生的建议）。然而，即便是将INR控制在合理的范围之内，有些患者依然有一定程度的出血风险，这也是多数人不愿意接受华法林治疗的原因。

除了华法林之外，利伐沙班、达比加群等新型药物亦可用于抗凝治疗。但是，在瓣膜置换术后的抗凝治疗中，新型抗凝药物只是作为备选，仍无法完全替代华法林。

在服用抗凝药物期间，患者应该注意观察痰液、小便以及大便的颜色，如果出现痰中带血、小便颜色变红或出现黑便的情况，需要警惕消化道出血的可能性；鼻出血、牙龈出血也是术后常见的出血现象；如果突然出现剧烈头痛、呕吐、偏瘫、言语不清等症状，要警惕脑出血的可能性。总之，如果发生上述出血现象，一定要及时到医院检查，根据 INR 的结果决定是否继续服药，甚至是否需要住院治疗。

（6）手术费用

不同患者的病情不同，住院时间长短不一，治疗的相关费用也是不同的。如下，为大家总结在大连地区的大致费用标准，仅供参考（2019 年的参考价格，且无严重术后并发症者）：

常规二尖瓣成型手术约（10~11）万；

微创二尖瓣成型手术约（11~12）万；

常规二尖瓣 / 主动脉瓣机械瓣膜手术约（10~11）万；

微创二尖瓣 / 主动脉瓣机械瓣膜手术约（11~12）万；

常规二尖瓣 / 主动脉瓣生物瓣膜手术约（11~12）万；

微创二尖瓣 / 主动脉瓣生物瓣膜手术约（12~13）万；

常规二尖瓣 + 主动脉瓣联合瓣膜置换手术约（14~15）万。

在大连地区，城镇居民报销后的自费比例约为 40%。比如：微创二尖瓣成型手术的总费用约（11~12）万，则自费约（4~5）万。

（7）手术风险

跟所有外科手术一样，心脏瓣膜置换手术是有风险的。但是，随着近年来医疗水平的提高，目前心脏瓣膜手术的风险已明显降低，微创心脏瓣膜手术的总死亡率 < 2%，所有心脏瓣膜置换手术的总体死亡率 < 5%。此外，医生在手术前还会对每个患者进行个体化的手术风险评估。总体来说，心脏瓣膜置换手术的安全系数还是比较高的。

五、什么是心血管神经症？

德国哲学家尼采说："健康是人的身体和心灵的健康，两者缺一不可，否则就不能称之为健康。"人们的生活节奏在逐渐加快，在面对工作、生活、家庭时，或多或少会出现一定的压力。适当的压力能提高人的应变能力，让思维变得更加敏捷；而过大的压力则容易让人产生负面情绪，如果这些负面情绪不能得以及时疏导和缓解，久而久之，就会演变为心理疾病。

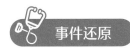

事件还原

　　刘女士才 55 岁，却已有 10 年的"冠心病"病史，平素反复出现不明原因的心慌、胸闷，偶伴有心前区针刺样疼痛。当地医院的医生根据心电图 T 波改变等特点，将其诊断为冠心病，并为她处方了阿司匹林、硝酸甘油等药物。

　　可医生处方的药物没有对刘女士产生丝毫效果，各种不适症状依然会毫无征兆地发作，且持续时间长短不一，有时持续数分钟，有时数小时。医生继续为刘女士完善了多项检查，包括肺 CT、肺功能、心脏超声、冠状动脉增强 CT、动态心电图等，结果均无异常。

　　刘女士到底患上了什么疾病？

　　经熟人介绍，刘女士找到了我。来就诊时，她的病情依旧，各项检查结果的可信度较高，无须复查。我重复问询了刘女士的病史后，发现了一条重要的线索，刘女士的发病特点和典型的冠心病明显不同。冠心病患者的胸痛症状多与活动相关，一般持续数分钟，经休息可自行缓解；而刘女士的不适症状主要和精神因素相关。据她描述，不适症状多在情绪紧张或焦虑后发作，且易在密闭环境中发作，白天忙于家务或工作时症状反而消失，运动耐力亦不受影响。这几乎不可能是冠心病，反而符合另一种特别常见的心脏疾病——心血管神经症，又称心脏神经官能症。

　　心血管神经症，是一种具备心脏病的常见症状，包括胸痛、心慌、气短等，但心脏并无器质性损害的临床综合征。换言之，心脏各个"零部件"的结构完全正常。

该病多见于 20～50 岁的人群，女性多于男性，尤其多见于更年期妇女。其发病主要与环境、性格因素有关，此类患者往往伴有失眠、多梦、焦虑、食欲不振等问题。

治疗心血管神经症主要以心理干预为主，药物治疗为辅。医生可以通过一些暗示性语言为患者解除疑惑，多建议患者进行适量的户外运动，调整作息时间，减轻心理压力。部分患者可考虑到心理科就诊，根据病情轻重可适当服用抗焦虑等药物。刘女士听从心理科医生的建议，口服了抗焦虑的药物，加之医生的心理疏导，仅用 3 个月时间，就治愈了困扰她近 10 年的"冠心病"。

英国哲学家培根说："健康的身体是灵魂的客厅，病弱的身体是灵魂的监狱。经常保持心胸坦然、精神愉快，是延年益寿的秘诀之一。"心理状态是影响健康的关键要素，在身体健康的同时保证心理健康，才算是完美的健康状态。

六、什么是肺血栓栓塞症?

多年前，我在菜市场"偶遇"了一位肺血栓栓塞症患者。

她是一名水果摊摊主，约 40 来岁。当时她正为水果称重，却突然晕倒在地。众人见状，蜂拥而上，又是呼喊患者，又是"掐人中"抢救。数分钟后，患者逐渐苏醒。当时，患者的神经状态极差，双唇发紫、颜面铁青、满头大汗、呼吸费力、大口大口地喘息着。

或许是出于本能的职业习惯，我下意识地开始分析她发病的原因。从专业角度分析，有多种原因能使人突发意识丧失，如血管迷走性晕厥、体位性晕厥、心源性晕厥、癫痫发作、肺动脉栓塞、重度外伤、急性大量失血等。对于多数既往身体健康的人来说，以血管迷走性晕厥较为常见。

血管迷走性晕厥可由恐惧、剧烈疼痛、晕血症、体位变化等因素触发，由于脑部动脉血管扩张，致使脑部的供血在短时间内骤减，大脑处于低灌注状态，从而导致意识丧失。这是一种发生迅速的、一过性的、可自行恢复的意识丧失，并不会明显影响发病者的健康状态。

从患者的特点和发病状态来看，水果摊主的病情不符合血管迷走性晕厥。思索之间，一个重要的体征提醒了我——她的下肢明显浮肿。一般来说，经常保持站立姿势的人容易发生双腿轻微浮肿的现象，但女摊主却有所不同，她的右腿显得格外浮肿，双腿皮肤表面走行着弯弯曲曲、肉眼可见的静脉血管。

总的来看，患者具备如下特点：突发晕厥，伴明显气短、下肢静脉曲张、单侧下肢浮肿。这是急性肺血栓栓塞症的典型表现。

肺栓塞，是一种栓塞物（如血栓、脂肪滴、气泡等）经过静脉系统嵌塞在肺动脉及其分支血管，阻碍局部组织血液供应的疾病。如果栓塞物是血栓，则称为肺血栓栓塞症，这也是肺栓塞最常见的类型。

肺血栓栓塞症的形成原理和众多栓塞性疾病相似，如脑栓塞等。我们可以把血管系统比喻成一条秩序井然的高速公路，车辆在路上有序地正常行驶。血栓犹如一辆马车，本应禁止在高速公路上行驶，它却突然闯入，致使其他车辆停滞不前，最终导致交通瘫痪。

高速路上的"马车"，多源自下肢的深静脉血栓。下肢静脉曲张、长期卧床、创伤等因素，都能导致下肢深静脉血栓形成，它们依附于深静脉，"静若处子，动若脱兔"，一旦脱落，便会沿着静脉的血流方向上行，若栓塞在肺动脉系统，便会造成肺动脉血栓栓塞症（见图4-23）。

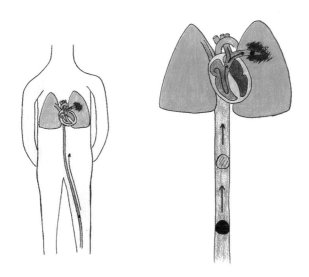

图4-23 肺动脉栓塞

故事中的水果摊摊主患有严重的下肢静脉曲张，甚至肉眼可见。两条小腿粗细不一，提示较粗的那侧下肢可能有深静脉血栓，发病时很可能是血栓脱落导致的肺动脉栓塞。肺动脉栓塞可出现明显的呼吸困难，同时可导致肺动脉反射性痉挛、供血骤减，继而血液中的氧含量降低，发生一过性的大脑供血不足，最终导致晕厥。研究证明，在以晕厥为首发症状的患者中，肺动脉栓塞的患病率高达 17.3%。

这位水果摊摊主的临床表现与肺动脉栓塞基本相符。她听从了我的建议，进行了肺动脉增强 CT 检查，最终证实了肺动脉栓塞的诊断。

实际上，肺动脉栓塞并不少见，高发于长期卧床、下肢静脉曲张、外科术后、肿瘤等患者。发生肺栓塞时，常以呼吸困难、胸痛、咯血、晕厥等为主要表现，其中呼吸困难最常见，活动后尤为明显。因此，一旦发生不明原因的呼吸困难，一定要注意肺栓塞的可能性。

如患肺血栓栓塞，应口服维生素 K 拮抗剂——华法林，进行抗凝治疗，一般疗程为 3~6 个月。华法林的治疗费用不高，主要缺陷是"安全窗"太窄：药量过低没有抗凝效果，药量过高易诱发出血，故要定期抽血严密监测国际标准比值（INR），将其控制在 2~3 之间。而且每个人所能耐受的药量不同，有人每天服半片即可，有人则每天需服 2 片甚至更高的剂量。在治疗初期，血液化验的频率较高，一般每隔 2~3 天就要化验一次，多数人经 1~2 周的调整，都能达到稳定的水平。

新型抗凝药物是抗凝治疗的备选药物，如利伐沙班、达比加群等。这类药物不需要严格监测 INR，但价格相对昂贵，每天约花费 30~40 元，这也是多数患者不能接受的主要原因。

七、什么是主动脉夹层？

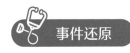

事件还原

杨大姐生于农村人家，20 岁结婚，育有三子。35 岁那年，她的长子在打球时猝死，病因未明。白发人送黑发人，杨大姐终日以泪洗面，次年双目失明。时隔短短 3 年，噩梦再次降临，同样的遭遇降临在二儿子身上，二儿子命猝于家中，死因依然不明，年仅 14 岁。

三儿子身体健康，是一名篮球运动员。杨大姐和三儿子一起生活，在一家盲人按摩院工作。有一天，杨大姐在给顾客做按摩时突发剧烈的撕裂样胸痛，当时面色苍白、大汗淋漓、表情痛苦，遂到医院就诊。

什么原因能导致如此剧烈的胸痛呢？

其实，在心脏急诊室，突发性胸痛是司空见惯的临床症状，心脏病、呼吸道疾病、消化道疾病、皮肤病等都能诱发胸痛。对于杨大姐的情况，医生多会着重考虑如下几种严重的疾病：急性心肌梗死、急腹症、肺动脉栓塞和主动脉夹层。

（1）急性心肌梗死

该病常以突发的持续性胸痛为主要表现，多数可以通过发作时的心电图检查得以明确诊断（ST 段抬高或 T 波高尖）。杨大姐的心电图报告显示，窦性心动过速，心率约120次／分，ST 段和 T 波均未见异常，基本排除急性心肌梗死。

（2）急腹症

比如胃穿孔、急性胰腺炎、急性胆囊炎等，患者常伴有明显的腹部压痛。杨大姐没有任何的腹部压痛感，基本也排除了急腹症。

（3）肺血栓栓塞

外周静脉（尤其是下肢深静脉）血栓或右心系统的血栓，可能会随着静脉血液回流的方向，上行栓塞在肺动脉系统处，导致肺动脉栓塞。这类患者往往伴有明显的呼吸困难，多见于下肢静脉曲张、长期卧床、血液高凝状态等人群。杨大姐除了剧烈的胸痛之外，没有明显的气短症状，也没有下肢静脉曲张病史，亦未曾长期卧床，所以基本排除肺血栓栓塞。

（4）主动脉夹层

一些特殊的病因，比如高血压、马凡氏综合征等疾病能导致主动脉内壁的结构异常，包括动脉粥样硬化性溃疡、血管中层囊性坏死或退变、内膜撕裂等（见图 4-24）。从心脏高速喷射而出的动脉血在压力的作用下，会从撕裂的血管内膜进入到动脉血管中层，血肿可向远端延伸形成夹层，夹层可破入心包、胸腔、腹腔等，从而引发严重的症状和并发症。

一旦发生主动脉夹层，患者的疼痛感会瞬间达到顶峰，多呈撕裂样疼痛，且多有高血压、主动脉瘤、马凡氏综合征等病史。部分患者两侧上臂血压的差距较大，右侧往往明显高于左侧。

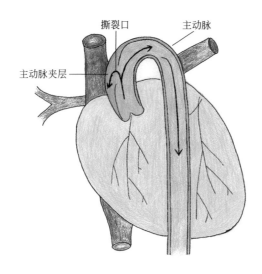

图 4-24　主动脉夹层

杨大姐虽然没有明确的高血压病史，但其右侧上臂的血压为 180/110mmHg，左侧为 130/80mmHg。且胸痛呈剧烈的撕裂样疼痛。她的身材细高，四肢、手指和脚趾细长，颧弓较高，脊柱侧弯，双目失明。这一系列的外貌特征符合一种少见的遗传病——马凡氏综合征。最终的主动脉增强 CT 结果证实了诊断：主动脉弓至降主动脉壁可见新月形低密度影，考虑为主动脉夹层，其根本的致病原因是马凡氏综合征。

马凡氏综合征的特征是异常细长的四肢，手指也很细长，故将其定名为"蜘蛛指"（见图 4-25）。

马凡氏综合征的发病率很低，约 0.004%～0.006%，但死亡率极高，约70%～90%。不少名人就殒命于此病。美国前女排主攻手海曼，身材高大、胳膊较长，比赛时英姿飒爽、威风八面，却在 1988 年猝死于赛场上，死因便是马凡氏综合征所致的主动脉夹层破裂。意大利著名的小提琴家帕格尼尼，手指细长，创作出了很多名曲，其他人都难以驾驭，其实他也是马凡氏综合征患者。

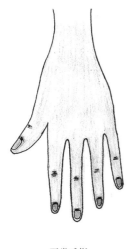
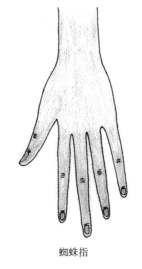

正常手指 蜘蛛指

图 4-25　正常手指与
蜘蛛指

可是，马凡氏综合征患者为什么会猝死呢？

马凡氏综合征是一种可累及全身多系统的结缔组织病，常累及心血管系统，主要侵犯主动脉、心脏瓣膜。该病患者的主动脉中层易发生囊性坏死、退化、变薄，并易形成动脉瘤，在一定的诱因下（如血压较高时）便会破裂，发生大出血，最终休克致死。

如发生内膜撕裂的情况，血液自左心室喷射出来后，在高压的作用下，会自撕裂的内膜处（血管内壁的破口）进入血管中层，形成主动脉夹层，常可累及心包、主动脉瓣以及外周的重要脏器，引发心包填塞、急性心力衰竭甚至休克。主动脉夹层的 48 小时内病死率为 50%，2 周内的死亡率高达近 80%。

换言之，动脉瘤破裂和急性主动脉夹层是马凡氏综合征猝死的主要原因。有数据统计，近半数的马凡氏综合征患者会并发主动脉夹层。也就是说，马凡氏综合征患者是发生主动脉夹层的高危人群。另外，马凡氏综合征还常累及眼部，病变的主要表现为晶状体不全脱位、视网膜脱离等，最终导致失明；亦常累及脊柱，造成脊柱畸形，以脊柱侧凸最为常见，部分患者需手术治疗。

回过头来分析杨大姐的病例。她符合马凡氏综合征的临床特点，双目失明是由于马凡氏综合征累及眼睛所致。当时急诊入院是发生急性主动脉夹层，病变累及了心血管系统。该病发病危急，一旦发作，需要立即手术治疗，包括植入大血管支架、行主动脉置换术等，后者亦是一种高风险手术。幸运的是，杨大姐就诊及时，进行了主动脉置换术后，幸运地跨过了鬼门关。

马凡氏综合征是一种常染色体显性遗传病，女性患者生育正常儿和患儿的概率均为 50%。由此分析杨大姐两个儿子的死因，多半也是夹层动脉瘤破裂所致。该病无法自身预防，所以对育龄妇女进行优生优育教育，对防止马凡氏综合征患者人数增加有着重要的意义。